王三虎经方医话

临证篇

王三虎 著

王欢 整理

全国百佳图书出版单位

中国中医药出版社

·北京·

图书在版编目（CIP）数据

王三虎经方医话 . 临证篇 / 王三虎著；王欢整理 . —北京：中国中医药
出版社，2023.7

ISBN 978 – 7 – 5132 – 8163 – 8

Ⅰ . ①王… Ⅱ . ①王… ②王… Ⅲ . ①经方－汇编 ②医话－汇编－
中国－现代 Ⅳ . ① R289.2 ② R249.7

中国国家版本馆 CIP 数据核字（2023）第 083115 号

中国中医药出版社出版

北京经济技术开发区科创十三街 31 号院二区 8 号楼
邮政编码 100176
传真 010-64405721
万卷书坊印刷（天津）有限公司印刷
各地新华书店经销

开本 710×1000 1/16 印张 10.25 彩插 0.75 字数 168 千字
2023 年 7 月第 1 版 2023 年 7 月第 1 次印刷
书号 ISBN 978 – 7 – 5132 – 8163 – 8

定价 48.00 元
网址 www.cptcm.com

服 务 热 线 010-64405510
购 书 热 线 010-89535836
维 权 打 假 010-64405753

微信服务号 zgzyycbs
微商城网址 https://kdt.im/LIdUGr
官 方 微 博 http://e.weibo.com/cptcm
天猫旗舰店网址 https://zgzyycbs.tmall.com

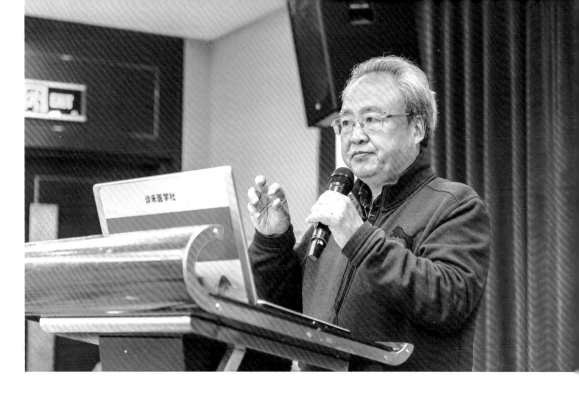

　　王三虎，1957 年 7 月生于陕西省渭南市合阳县。先后毕业于渭南市中医学校、南京中医学院（现南京中医药大学）、第四军医大学，医学博士。1998 年在第四军医大学晋升教授。2008 年获"广西名中医"称号，2018 年获"陕西省名中医"称号，2022 年成为"第七批全国老中医药专家学术经验继承工作指导老师"。现为渭南市中心医院中医专家、渭南市中医药事业发展高级顾问、深圳市宝安区中医院特聘专家、西安市中医医院首席中医肿瘤专家、西安中医脑病医院特聘专家等。兼任中华中医药学会中国中医药临床案例成果库专家委员会委员、欧洲经方学会顾问、瑞士华人中医学会顾问、美国加州中医药大学博士研究生导师等职务。先后招收、培养研究生及传承弟子 300 多人。

　　多年来坚持理论与实践结合、继承与创新并重的治学观，提出了"燥湿相混致癌论""寒热胶结致癌论""人参抗癌论""把根留住抗癌论""肺癌可从肺痿论治"风邪入里成瘤说"等新论点。许多观点上大报、进教材、入指南，年诊国内外患者两万人次，共发表论文330余篇，主编、参编书籍30余部，并有《中医抗癌临证新识》《经方人生》《我的经方我的梦》《经方抗癌》《中医抗癌进行时4·随王三虎教授临证日记》等5本畅销专著。

近年多次在国内外成功举办经方抗癌学习班。

2017年获"最具影响力中医人奖"，2018年获陕西杰出名中医奖。"中医抗癌系列课程"2019年被北京中医药学会评为"第五批中医药传承精品课程"。2020年获"全国患者信任的好医生"，2021年获"健康强国荣耀医者"等荣誉。已在北京、西安、渭南、深圳、淄博、台州、佳木斯、青海等地设立经方抗癌工作站（室）。

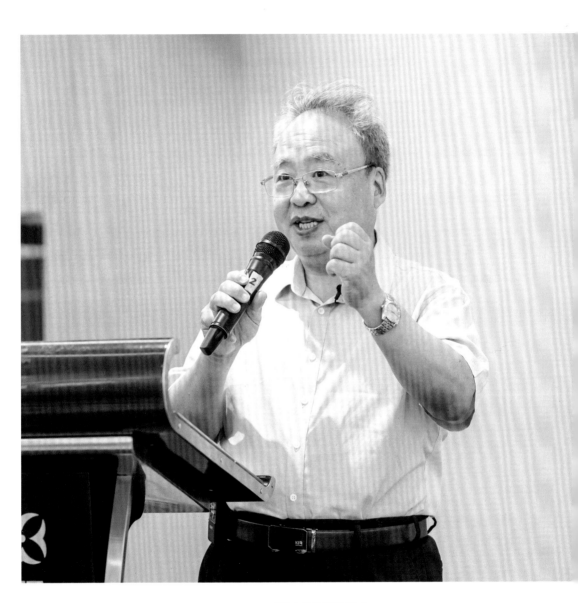

◎ 王三虎教授讲课中

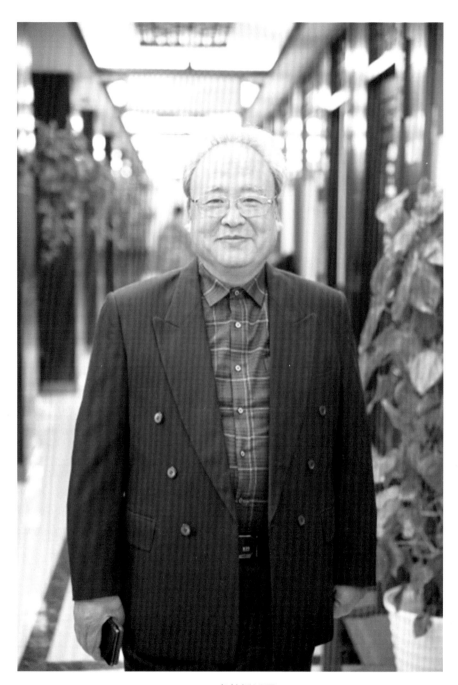

◎ 王三虎教授近照 1

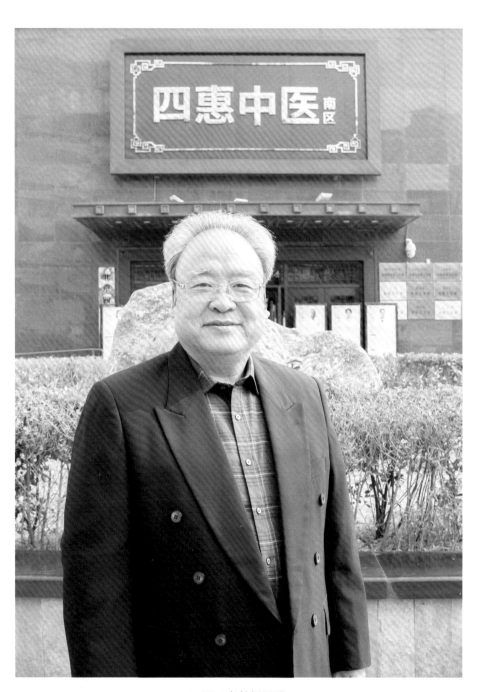

◎ 王三虎教授近照 2

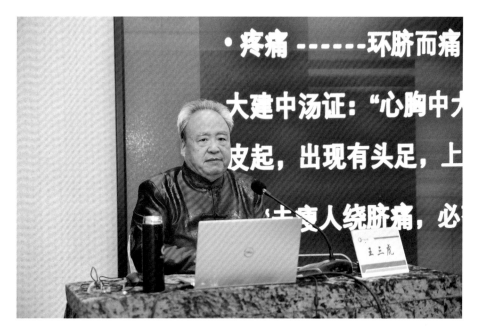

◎ 王三虎教授于"中医在线"讲课

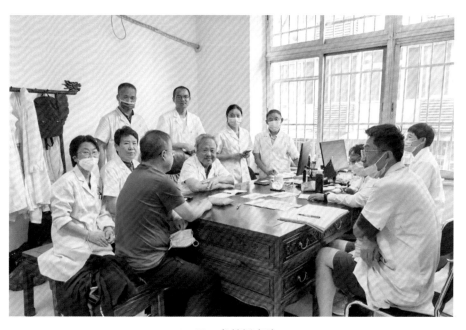

◎ 王三虎教授出诊 1

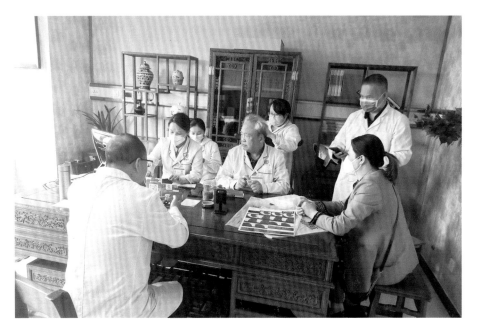

◎ 王三虎教授出诊 2

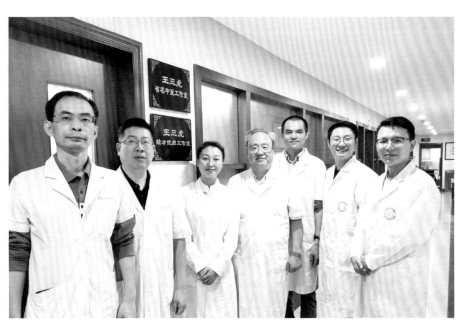

◎ 王三虎教授出诊与弟子合影

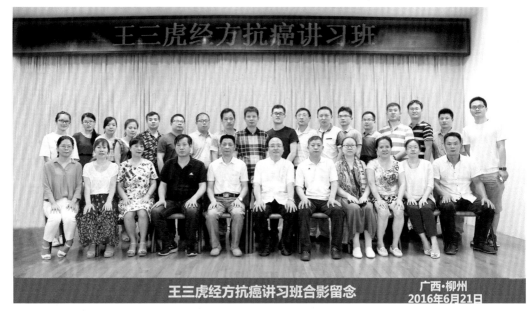

◎ 王三虎经方抗癌讲习班合影留念

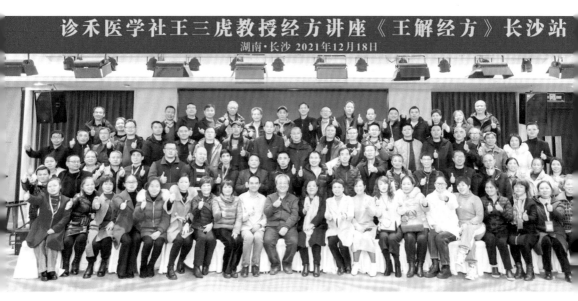

◎ 诊禾医学社王三虎教授经方讲座合影

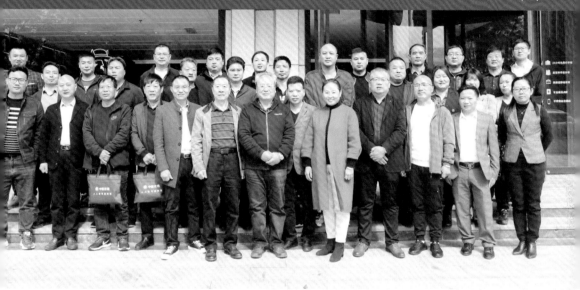

◎ 中医在线首期王三虎教授经方抗癌专家班合影

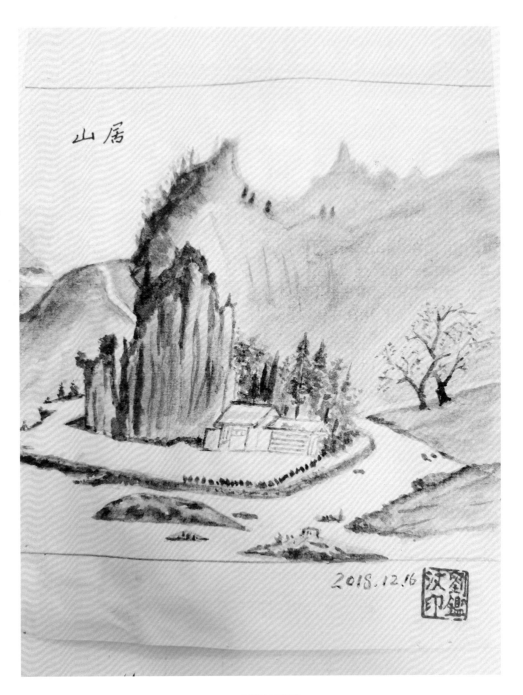

◎ 刘鉴汶赠画

黄 序

我与王三虎教授的交往可以追忆到几十年前，虽说我俩当初都曾是现役军人，在不同的单位和岗位工作，但同为军医，经常以学者的身份参加一些行业内的学术活动，并在一些学术团体任职，且组织相关医学活动。因此，我们志趣相投，彼此熟稔，后来在工作中也多有联系。迄今虽已数十年过往，但我们仍保持着当年战友间的真挚感情，我更为他数十年勤奋好学，执着践行他的一句名言"读书、看病、写文章"，积极探索中医药抗癌路子而感到高兴和骄傲。他既继承传统中医抗癌优势，又在现代肿瘤治疗方面进行有益尝试，充分发挥中医药的独特作用，并取得了显著效果，得到了国内外中医抗癌同道的普遍认可。

王三虎教授是一位博学多专而又长于笔耕的临床医学家，其诸多论著，在弘扬中医药国粹、继承创新方面取得了引人瞩目的成绩。我们从中感受他实践和创新的可贵，其中也彰显了他中医学术底蕴的潜质。中医治疗肿瘤的思路，多是他熟读经典基础上的发挥和长期临床实践的感悟，如强调病因的多样性、重视病机的复杂性、注意治法的层次性、选方用药的广泛性等。

中医要发展，临床是关键；中医要创新，学术是核心。王三虎教授之所以成为广西、陕西两省名中医，除了善于思考、勤于总结外，他还尊古而不泥，继承更重发挥；将理论与实践相结合，研究而有创新。他的成功之路就在于能够用传统的中医理论指导疾病诊治，追源明流，探幽索隐，睹微知著，识微见几，其独到的见解能够讲出其所以然。他常将自己的见解和观点诉诸笔端，并把多年的临床结晶和体会倾注于字里行间，写出在行业领域有较大影响的文章。其荟萃之经验、积累和优化，颇堪师法，深得病家赞许和同道钦佩。

目前，肿瘤患者首选的治疗方法是手术切除，随之是放疗、化疗、生物治疗以及中医药治疗。中医药在减少放疗、化疗毒副作用，调整体质，提高患者生活质量，延长寿命等方面均具有显著作用，因此，不少患者求治于中医专家。凡我遇到此类疑难重症患者，首先推荐的就是王三虎教授。因"闻道有先后，术业有专攻，如是而已"。我的亲戚朋友，甚至家人慕名找王三虎教授诊治的也不乏其例。最让我感动的是王三虎教授诊治我的堂弟黄凤彬。他在四川攀枝花市工作，2016 年四川省人民医院确诊他患了"脑胶质瘤"，全家人当时焦虑不安，失望懊丧的情景亦令我心痛。当时他曾数次往复于广西柳州或西安请王三虎教授用中医药诊治，约半年之久，至今病情稳定，康复如常，现仍继续工作。每当提及此事，虽是我的同行挚友为其治愈，然全家人在欣慰的同时，我自然也感到颜面有光。如此事例，不胜枚举。

王三虎教授的论著连续不断，新书又将问世，见素抱朴，理达义名，粲然可阅，征序于余，余乐而为，今书将付梓，借此略述一二感想，既是序，也借此表达对王三虎教授数十年辛勤耕耘的敬佩！笺弁数言之首。

黄斌强

2022 年 11 月 18 日于西安

刘 序

王三虎教授请我为他的医话作序，这个任务还是蛮考验人的。一来是以往的经验证明，假若不细读他的著作、文章、公众号，就不可能与他心领神会，这个序肯定无从下笔；二来他已然是经方抗癌自成一家的国宝级大师，我却不过对已上市中成药的二次开发有一些体验而已。虽然中医很讲究"医药不分家"，但临床医学毕竟处于医药学科的高端。要做《王三虎经方医话》的序，自然而然是心有悸歉。

好在我毕竟是王三虎公众号的铁粉。他在公众号、王三虎教授抗癌经验传承班及各类朋友群里所发医案、医话、医论、医文，我总是第一时间认真精读，读后一定还会点个赞；而且最近我刚退休，也有一些相对集中的时间，可以先睹为快，以期待的心情细读精读，必要时还可以再读他《中医抗癌临证新识》《经方抗癌》《经方人生》《中医抗癌进行时》（系列丛书）等大作。下了这样的一番功夫后，期望我所做的序"虽不够，亦不远"也。

"死生之道，不可不察也。"要做好中医抗癌这件大事，还是得向中医学科的高端走！王三虎教授说得好："遇到疑难怎么办？经典著作找答案！"迄今为止，我所能够看到的，站在经典著作的"肩膀"上，扎根肿瘤临床实践的"沃土"中，于博览精读中搜寻、临证察辨中体悟、写作揣摩中提炼、讲学传道时激荡、答疑解惑间碰撞，王三虎教授做到了。

经过日积月累，年复一年，他已经构建了一个能够指导抗癌临床的"王氏中医药理法方药体系"。王氏中医药抗癌理法方药体系是以"风邪入里成瘤说"为重心的病因新说，以"寒热胶结致癌论"和"燥湿相混致癌论"

为"硬核"的病机证素，由"把根留住抗癌论"与"人参抗癌论"所昭示的临床理念，以"肺癌从肺痿论治"为"突破口"所发现的辨病论治为特色所构成。三虎教授的理论体系使经方抗癌的理法方药首尾相应，臻达闭环，使中医肿瘤临床治疗学表里如一而干货满满。

尤为难能可贵的是，其洋洋洒洒的抗癌大论读来既很原汁原味，却又新意纷纭，给人带来既似曾相识而又由衷慨叹的高烈度阅读体验，使你不由得不说：这本来就是中医的，更应该是人类医学的；它源于道地经典，更是早一些方面发挥或超越了经典！

有道是："西医科研向前看，看看有什么新进展。中医科研向后看，问问古人怎么办。"在我看来，现实的、普通的中医药抗癌临床总体上尚处于"术"的范畴，认为因毒成癌者，动辄清热解毒，一派寒凉；注重癌肿由痰瘀积聚者，常常破血化痰，消积散结；辨证为正虚邪实者，强调扶正与祛邪相兼等。一方面，碎片化的学说必然缺乏有效指导临床实践的理论能量；另一方面，任何先进的理念理论如果没有充分优效的技术支撑体系，也只会流于形式。

癌症是多发病、慢性病、疑难杂症，要发挥中医药调理慢病的潜在优势，要提高中医药治疗疑难顽病的临床疗效，就必须解决现实的、显然的理论与实践相脱节、断了档这个大问题。

机遇垂青有缘人。王三虎教授就是这样的"有缘人"。他不仅"童子功"了得，能够把《伤寒论》倒背如流（熟能生巧），而且学养厚重、思路开阔，又"受现代肿瘤学知识影响比较少"，对于不中不西的、时髦的、炒作的大兴式中医文化具有天然的抵抗力，能够从容跨过治学路上的种种"陷阱"，绕开这样那样的异化套论。

他这样的人，带着来自抗癌一线的"有价值的问题"，像李时珍那样"耽嗜典籍，若啖蔗饴"，坚信"学问没有无缘无故出现的"常识，直直"耐烦做去、吃苦做去、霸蛮做去"，在《伤寒论》与《金匮要略》（外感与内伤杂病）相结合、《黄帝内经》与《神农本草经》（医理与药理）相结合、"风为百病之长"与"人百病，首中风；若舍风，非其治；开邪闭，续命雄"（理论与实践）相结合的方法论指导下，终于解开了"六经皆有表证""人百病首中风，六经都有中风"伤寒中风，有柴胡证，但见一证便是，不必悉具"膏粱之变，足生大疔"数脉不时，则生恶疮"，以及从痉湿暍到百合狐惑阴阳毒病、喉癌与麻黄升麻汤、宫颈癌与温经汤等一系列相应教材上说不清、道不明的疑难"症结"。他发伤寒外感六经病之幽冥，析金匮内伤杂病之要略，经方合方频频亮剑，医名人气旺旺爆棚。"没有革命的理论，就没有革命的行动"，此之谓乎！

"四大经典，先占先得，谁奈我何！"医话全书着墨最多、互参论证、如获至宝的便是"风邪入里成瘤说"。首先提出问题《医学三字经》为什么讲'人百病，首中风'"？《灵枢·九针》为什么讲"四时八风之客于经络之中，为瘤病者也"？再从《金匮要略》第二章痉湿暍讲起："就是上承第一章、第二条讲的风邪致病。""而狐惑就是风邪从九窍入里了，风把津液搅乱了，风起云涌，空穴来风"；然后明确论点——"如果说一切疾病都是外感疾病的话有点过分，但是外邪侵入人体导致的万般变化是我们现代中医缺失了的东西，张仲景讲了一本《伤寒论》的外感问题还不够，就在《金匮要略》，一开始就讲'千般疢难，不越三条'，其实都是讲的外邪入侵人体的情况值得重视。""但是现在由于风邪等属于外邪的因素，越来越不被西医的诊断所容纳、所证实，所以我们中医自觉不自觉地就走到了自废武功、自断手足的这个地步，我们难于重视这种看不见、摸不着的东西，忽略了。而我呢，在临床上越来越觉得外邪的重要性，而肿瘤就是风邪入里造成的。"

读到这里，我掩卷沉思，不由得脑洞大开，要发议论："风呀风呀请你给我一个说明吧！"首先，"风邪入里成瘤说"是王氏经方抗癌六论中的亮点。《黄帝内经》《伤寒论》《金匮要略》《神农本草经》四大经典都一致投了"赞成票"；还有发人深省的不少优效显效案例所加持，有"风胜则痒""痒为泄风""矢气排风"为凭。

其次，"风邪入里成瘤说"更是王氏经方抗癌六论的"棋筋"。"棋筋占得，满盘皆活"。"风为百病之长"，又是"六淫之首"。"癌为病之恶霸"，又属"疑难之冠"。清正之风可"无形无影透人怀，四季能吹万物开"，而虚邪贼风能"中脏者多滞九窍；中腑者多着四肢"。因此抗癌抑瘤必须"开邪闭，续命雄"。

第三，如果说"寒热胶结致癌论""燥湿相混致癌论"属于病机证素范畴，那么"风邪入里成瘤说"分明属于病因高论。"风生水起""风起云涌""善行数变""风多兼夹"，所谓风火相煽、风寒相引、风湿流注、风燥老痰是也。抓住了风邪就是抓住了截断扭转肿瘤病势的"牛鼻子"。

最后，"风邪入里成瘤说"第一次架起了传统中医药内伤病、外感病相互影响、互为因果的中介桥梁，一举解决了教材式中医体系"六淫之首""百病之长"的风邪辨病辨证系统"头重脚轻"的弊端。他在《伤寒论》《金匮要略》相参研中发现，《伤寒论》讲的是六经伤寒中风，而《金匮要略》讲的是内伤杂病。但是，张仲景却在《金匮要略》一开篇《脏腑经络先后病脉证第一》有言："千般疢难，不越三条。一者，经络受邪，入脏腑，为内所因也；二者，四肢九窍，血脉相传，壅塞不通，为外皮肤所中也……"医圣行文，绝不可能是"无厘头"的！什么意思啊？请读者诸君三思之。

曲径通幽，峰回路转！学中医的人都知道药王孙思邈的这句话——读方三年，便谓天下无病可治；及治病三年，乃知天下无方可用。我把古已有之的这种中医临床界的普遍现象叫作"孙思邈难题"。最近，我仔细看了CCTC-4频道《国家记忆》中国中医科学院系列，给我强烈冲击的是唐由之的金针拨障术、陈可冀的冠心2号方、屠呦呦的青蒿素，这些响当当的辉煌硕果都不是无缘无故、一蹴而就的，而是带着有价值的问题"博学之，审问之，慎思之，明辨之，笃行之"的结果，王三虎教授也是这样做的。在面对"孙思邈难题"时，中医人没有捷径可走！唯一能做的是耐得住寂寞，一直去追寻——"衣带渐宽终不悔，为伊消得人憔悴"。

再啰唆一句——王三虎教授：我们期待着您能够将"风邪入里成瘤说"升级为"风邪入里成瘤论"，虽仅一字之差，其中大有文章！

兹为序。

刘兴旺

2022 年 12 月 22 日于渭城

自序

　　《王三虎经方医案》（包含《肿瘤篇》《杂症篇》，下同）《王三虎经方医话》（包含《临证篇》《感悟篇》，下同）的问世，是对我50多年学医行医生涯的拾遗补阙式的收集总结。在这个时候该对我的学术发展历程，尤其是面临困惑和未来方向做一个清晰而有价值的认识。如果只是谦虚有加而不真实剖析，难免落入俗套，有虚伪之嫌，与读者无益，也不符合我的个性。

　　我是从《伤寒》起家的，十几年来在肿瘤临床对《金匮》却情有独钟，心得不断。近一两年又回归《伤寒》，发现更新。但和当今活跃的王琦大师、仝小林院士、黄煌教授等经方家相比，自愧弗如。临床应用面还不够多，理论深入探讨少，原文粗略读过，感悟失之于浅。即便如此，在上接《内经》、下沿《千金》方面缺略更多，不能自成体系，融会贯通。金元四大家知之更少，张景岳叶天士诸家则难于深入。这表现在我以往的文章和书籍中，就显得单薄而不厚重，平庸而少上乘。

　　对于王旭高的这段话，我非常欣赏，且多有收益："医虽小道而义精，工贱而任重。余自习医以来，兢兢业业，造次于是，颠沛于是，历经卅余年，成就些微事业，多从困苦勤慎中得之。汝辈学医，且将游戏念头，删除净尽，然后耐烦做去，何愁不日进于高明。"甚至暗自叹息，先贤已经把我说的话提前说了。所以在这本书的医话中，我还是秉着该说就说的原则，否则，很快就可能被后学抢先了。

　　当我还是中级职称的时候，我就想专家应该是阅历丰富，世事洞明，气宇轩昂，患者追捧，对大多数疾病有把握，知道疾病的前因后果，知道只有什么方什么药什么量能治，不用什么方什么药什么量就不能治，用了什么方什么药什么量还不能治就不治。

现在专家也算是专家，名医也算是名医，患者群也不算小，但和当初的期望相比还有距离。和明医相比呢，差距更大。主要是按部就班，按既有套路常规行事的多，真正静下心来，就一个病例反复揣摩斟酌推敲的机会太少，治好了则沾沾自喜，无力回天了则唉声叹气。

寒热胶结则寒热并用，燥湿相混则润燥兼施，虚实夹杂则补虚泻实，看似药证相符，实则缺少战略上的步骤，古人所谓隔二隔三的治法我就很少想到；战术上的进退思量和明确方案少，中西互补、剂型等都不成体系；辨病上沿用西医的多，挖掘文献得出指导临床的新观点少。满足于现有的肺癌、胃癌、肝癌等几个常见病症，远不能适应临床需要；辨病上归纳的多，辨析的少；治法上守成而沿用的多，预知未来而主动改变，治病于未然者少；用方上合并不厌庞杂，却不大注意精炼；用药上平稳有余而担当不足，重视正作用且忽视副作用，偏僻药用得少，对药用得少，禁忌考虑得少。这都在医案医话中表现出来了。诸君一看便知，所以还是我主动说出来好一些。但若真能得到方家一些批评意见，一定比我说的要高明得多、有用得多。

还有，书上写的都是成功案例，那失败的呢？有多少是从自己身上找原因呢。当然，其中的原因还真不是好找的。即使找出了某些疏漏或过失，也未必有胆量有机会写出来晒晒。咫尺天涯，这正是我和明医相比的结果。古语云，知耻而后勇，知难而思进。余虽不敏，请事斯语！

《王三虎经方医话》是这些年来我出过的几本原创书的剩余部分，内容繁杂而不系统。很多观点都在《中医抗癌进行时——随王三虎教授临证日记》《中医抗癌进行时——随王三虎教授临证日记Ⅱ》《中医抗癌进行时——随王三虎教授临证日记Ⅲ》《中医抗癌进行时4·随王三虎教授临证日记》《我的经方我的梦》《经方人生》《中医抗癌临证新识》《王三虎抗癌经验》《王三虎经方医案》中已经公开了，尤其是包含着"寒热胶结致癌论""燥湿相混致癌论"观点和海白冬合汤、葶苈泽漆汤、软肝利胆汤、保肝利水汤、通补三升汤、全通汤等自拟方的部分，本书就不再重复。

对于医案医话，我最初是受《岳美中医案医话》启蒙的。但我搞不清医案、医话的区别。时日已久，方才体会出，医案就是有案可查，详细具体，有头有尾；医话则是天马行空，形散而意不散，强调悟性、思路、方法和启迪，更有挂一漏万、抛砖引玉之意。在这个意义上说，医案医话互补。不过，我越来越喜欢医话了，因为题材灵活，有感而发，可长可短，可显幽默，内容适用于讲演，激情洋溢时可比单口相声。用我同学刘忠宝的话说就是"花言巧语"。

问题在于，我们的读者，我们的听众，我们的学员，太需要单刀直入，抛弃俗套，扬长避短，有多少好货尽显，不必打肿脸充胖子或无病呻吟。与《王三虎经方医案》（包含《肿瘤篇》和《杂症篇》）多年积累不同，《王三虎经方医话》（包含《感悟篇》和《临证篇》）则更多的是近年来的新思考，《小方治大病》《肺结节的经方治疗》《桂枝汤类方与肿瘤》《猪苓汤新解》等，一家之言，一得之见，虽能酣畅淋漓，但多半缺乏深入细致的推敲。尽管我身先士卒，不断更新，但毕竟"初出茅庐"，全靠读者和知我者学我者补充完善之。这么多杂乱的内容，成集后爱女王欢的挑刺改错、整理润色也功不可没，个别篇章由王立岳、刘小超、于赟、周东旭等整理，在次谢过！

人常说文如其人，字如其人，书如其人。这肯定是指老年以后定型之作。对于我个人医话这部书，我希望内容能像我的形体一样丰满，装帧比我的外貌耐看，传播的范围比我的脚步更远，学术生命比我的年龄更长。书在，我就在。当然，粗浅之处，恐所难免。"尽吾志也，而不能至者，可以无悔矣"。

子曰："学而时习之，不亦说乎？有朋自远方来，不亦乐乎？人不知而不愠，不亦君子乎？"在这四本书即将出版之际，我的心情和孔老先生一样，也就是：我这本书问世以后，我的学说得以在当代流传而时兴的话，那不是很快乐吗？退一步讲，如果没有广泛传播，但有内行学者从远方来向我请教、探讨，那也不错啊？再退一步说，即使反响很小，这是信息渠道不畅，人家没看到，不知道出了这本书，那自己就大气一点，不必耿耿于怀嘛，是金子总会发光的。

需要特别提出的是原第四军医大学 91 岁的老教授刘鉴汶主任，他是我的伯乐、榜样和忘年交，在这四本书即将出版之际，赐墨宝以壮行色，感激不尽。陕西省名中医黄斌强和刘兴旺医学博士的序为本书增光添彩，中国中医药出版社刘观涛主任大力支持，一并谢过。

《易经·系辞上传》谓："出其言善，则千里之外应之。""出其言不善，则千里之外违之。"此书既出，是善是恶，知我罪我，悉在读者诸君。诗曰：浸嗜岐黄五十年，践行仲景如登山。不比景岳著全书，只求小补于人间。

王三虎

2022 年 12 月 23 日于西安过半斋

经方医话·临证篇

王三虎

目录
MULU

第一章　思考探索

第二章　肿瘤漫话

第三章　病症杂谈

王三虎

经方医话·临证篇

第一章

思考探索

第一节 壅塞不通与十剂的半壁江山

壅塞不通，是张仲景提出的一个重要的病机，可惜束之高阁久矣。我们对陈无择的三因学说津津乐道，却不见得能看懂张仲景的三因说。因为"一者，经络受邪入脏腑，为内所因也；二者，四肢九窍，血脉相传，壅塞不通，为外皮肤所中也"，这两条似乎条理不清，都是外因嘛。

实际上，这是非常符合临床实际的论述。从经络受邪入脏腑的问题，《伤寒论》已经详细论述过了。而更多的疾病则是以风为长的外邪从皮肤四肢九窍侵犯人体，经肌肉筋脉骨髓由浅入深，关键病机是"壅塞不通"。这些九窍、肢体、血脉、骨髓的疾病，不仅被现在某些中医所无视（我们太强调脏腑辨证了），可能在汉代也不够重视。

所以，张仲景开宗明义，重点讲的前六个病就是痉湿暍百合狐惑阴阳毒，这才是大病前的小病、重病前的未病。治好这些病就是治未病的上工。这也是张仲景《金匮要略》第一篇提出"上工治未病"之后未再明言治未病的谜底。他的叙述方式，前后主次，难道我们不能从无字处读出仲景之用心吗？

壅塞不通这个关键病机虽然提出了，怎么解决这个问题却是值得深究的。要解开仲景的谜团，有一种办法就是"功夫在诗外"——看看和他同时代或相隔不远的文献。因为，这几乎就是他那个时代人的知识结构。因此，我通过不断寻找，找到了"十剂"。

十剂指以中药功效特性对方剂进行功用分类的一种方法，即宣剂、通剂、补剂、泄剂、轻剂、重剂、滑剂、涩剂、燥剂、湿剂。十剂首创于北齐·徐之才，今人从《备急千金要方》考证，认为是唐·陈藏器《本草拾遗》所提出。

宣剂：《十剂》曰："宣可去壅，生姜、橘皮之属是也。"生姜辛温宣发，通阳利水，温胃止呕，用在39个《伤寒论》方剂、《金匮要略》51个方剂中，位列用药前三名。生姜的用量值得注意，一片按 3 克计，桂枝汤类方和小柴胡汤都是三两，相当于 9～12 克。

大柴胡汤要散邪，所以用五两，柴胡加芒硝汤因已用下法，邪气只是肠中燥屎，所以生姜仅用一两。厚朴生姜甘草半夏人参汤、橘皮枳实生姜汤和小半夏汤的生姜，都是半斤，算是大量了。药味少，单味药量就相应得大。生姜半夏汤中，生姜汁一升，就应该是最大量了，相当于 60～100 克。

橘皮，就是药用陈皮。李时珍《本草纲目》总结了橘皮的药理特点，谓其"治百病，总是取其理气燥湿之功，同补药则补，同泻药则泻，同升药则升，同降药则降。脾乃元气之母，肺乃摄气之龠，故橘皮为二经气分之药，但随所配而补泻升降也"。

可见橘皮的宣通很有特点。橘皮的应用，量是关键，以前常常是 12 克左右。在《金匮要略》治呕吐哕的橘皮汤、橘皮竹茹汤中都是君药，正因为是君药，所以用量也大。

橘皮竹茹汤中橘皮用量为二斤，是张仲景植物药用量的并列第二名（与防己地黄汤中的地黄量相同），仅次于泽漆汤中的泽漆三斤。橘皮枳实生姜汤橘皮一斤，橘皮汤橘皮四两。不看不知道，一看吓一跳。此后我在临床上陈皮 50 克、30 克用得得心应手，某天上午的患者中就有 5 位是大量陈皮的显效者。

通剂：徐之才曰："通可去滞，通草、防己之属。"唐以前通草就是现在的木通。当归四逆汤中就显示了宣通之特性。李时珍谓："上能通心清肺，治头痛，利九窍，下能泄湿热，利小便，通大肠，治遍身拘痛。"值得深思。防己则是我们冷落太久的好药。治风湿的防己黄芪汤、中风的防己地黄汤、膈间支饮的木防己汤、风水的防己黄芪汤、皮水的防己茯苓汤、肠间有水气的己椒苈黄丸，都是耳熟能详的经方。

泄剂：徐之才曰："泄可去闭，葶苈、大黄之属是也。"李杲解释曰："葶苈苦寒，气味俱厚，不减大黄，能泄肺中之闭，又泄大肠。"大黄走而不守，能泄血闭时肠胃中的渣秽之物。一泄气闭利小便，一泄血利大便。将葶苈子与大黄相提并论，似乎超出了我们的知识结构。

想想二药同用的大陷胸丸、己椒苈黄丸，就不难理解葶苈子的通闭之力。支饮不得息的葶苈大枣泻肺汤也可以看出其独当一面的万夫之勇。

轻剂：徐之才曰："轻可去实，麻黄、葛根之属是也。"有一分恶寒就有一分表证，看似过分，实则片面。身痛就是表证，不然仲景怎么讲"身疼痛者急当救表"？其次，皮肤痒，风滞九窍的耳聋、目瞀、鼻塞、舌强、面瘫、便难、尿不利等何尝不可用麻黄、葛根。

滑剂：徐之才曰："滑可去着，冬葵子、榆白皮之属是也。"冬葵子润燥滑肠，通二便，经方对治"起即头眩"的葵子茯苓散我情有独钟。滑石代榆白皮之利窍，如滑石代赭汤、蒲灰散，分消走泄，引邪外出，何尝不是肿瘤治疗的另一法门。

宣、通、泄针对的壅、滞、闭，层次分明，靶向性极强。轻扬针对的表实在前，滑利针对的积聚殿后，共同组成了治疗"壅塞不通"的法网，占了恢复"五脏元真通畅"的半壁江山，可不慎乎！

第二节　表证、身痛、壅塞不通、治未病

中医的辨证论治最常用的是八纲辨证、脏腑辨证、六经辨证、卫气营血辨证。我们对脏腑辨证很推崇，八纲辨证呢，阴阳、表里、虚实、寒热，表面上谁都知道，实际上谁都不一定那么清楚。

当我这几年强调风邪，提出"风邪入里成瘤说"以后，尤其是讲《医学三字经》的时候，看到陈修园讲到古医云"中藏多滞九窍"我才知道，人百病，首中风，是实实在在的能落到实处的理论，而不是虚的。

今天重点是说表证，既然是八纲辨证之一，就应该重视、靠实、厘定、推敲，什么是表证。里证，除了表证就是里证。问题是什么是表证？这个表证，不管书上是怎么界定的，事实上我们对表证内涵的理解是模糊的，没有落到实处。

当我这几年强调辨病论治的时候，今天突然强调对于表证辨证论治是有原因的。我觉得我们现在对表证的理解是不够的，甚至是不准确的，不全

面的，概念没问题，内容不具体。我们最常用的一句话，包括我查房经常用的一句话，有一分恶寒就有一分表证。

当这个人发热的时候，我说"有一分恶寒就有一分表证"。你发热，冷不冷？冷，好，有表证。此外呢，这个表证啊，我们在实际过程中用得就比较少了。表证，除过恶寒，还有什么症状？我觉得就是与皮肤有关的一些症状。

举一个例子，我在台州治的一个红皮病型银屑病患者，全身泛发红色，整个头都光了，红了、裂开了，渗水。你说他有表证吗？这一看就是血中热毒。但是这个人最后就是用麻黄、桂枝有用。把我逼得没办法了，我才用了。最后他女儿说，还是有麻黄、桂枝的方子有用。这就提示我们，表证有时候比较广泛，而被我们忽略了。

那么我为什么把表证说出来呢？是因为我对张仲景《金匮要略·脏腑经络先后病脉证第一》第二条："千般疢难，不越三条。一者，经络受邪，入脏腑，为内所因也；二者，四肢九窍，血脉相传，壅塞不通，为外皮肤所中也。"

"外皮肤所中"，在这一个阶段，外、皮肤，这就是表证的生理或者解剖学位置。只要是在外的、在皮肤的，几乎就是现在所谓的表证。问题是拿什么做标准呢？拿张仲景的话做标准。张仲景在《伤寒论》中最有名的两条就是说辨别表里，急当救里、急当救表。

其中救表的是第91条："伤寒，医下之，续得下利，清谷不止，身疼痛者，急当救里。"下利清谷不止，就是腹泻，拉肚子拉得厉害，甚至完谷不化了。这个时候即使有些疼痛，也应急当救里。清便自调者，说大便好了，身疼痛者，急当救表。

救里宜四逆汤，救表宜桂枝汤，《金匮要略》第一章也提到这一条，基本上是一个意思，就是表证以身疼痛为代表。我们现在有多少人把它作为表证的指标了？临床上现在身痛太常见了，有多少种病？所以人百病首中风。

换而言之，人的疼痛太多见，至少100个病都能牵扯到疼痛，好多医院都设疼痛科，而我们并没把它当作表证来解决。张仲景却是这样做的，所以说身疼痛者急当救表。更主要的是他竟然有两次提到"攻表"，意思差不多，就表示伤寒误下之，说外感病误下了，那就要急速救表。

那么如果是没误下，就比如说《伤寒论》的第 364 条："下利清谷，不可攻表，汗出必胀满。"这给我们提示，以后有腹泻的，先治腹泻，再解表证。因为张仲景说了"下利清谷，不可攻表，汗出必胀满"。出汗以后可能引起一系列问题，表现是胀满，这个问题至少我没太重视。下利就先治利，不要攻表。

到第 372 条"下利腹胀满"，就没提误下。"下利腹胀满，身体疼痛者，先温其里，乃攻其表，温里宜四逆汤，攻表宜桂枝汤。"注意这是两条提到攻表，两条提到救表。张仲景用攻表的方法，我敢说 1800 多年来，没有伤寒医家强调这个问题。为什么用攻？这实际上就提示表证比较复杂，不是解表两字所能涵盖，应特别重视，而且可能就要像在攻城一样，要用多种方法。

虽然张仲景说了攻表以桂枝汤为代表，但并不完全只是桂枝汤。还提了一条解表，这个是在第 164 条，是在泻心汤证说的："伤寒大下后，复发汗，心下痞，恶寒者，表未解也。"这把恶寒提出来了。这才是我刚才说的"有一分恶寒就有一分表证"。注意，刚说的是下利和身疼痛相比，下利要先治；那么心下痞和恶寒相比，当先解表。表解的那一刻，再攻痞。

下利和身疼痛相比，下利先治，心下胀满和恶寒相比，先解表。身痛、恶寒是不是表证的非常重要的两个指标？当然身痛的病机就复杂了，恶寒要很快去解散，所以要解，一解了之。而攻就复杂了。但是攻的话，要先治里证，为什么？慢慢来，这不是一蹴而就的。这个解呢，一解而散。所以心下痞而恶寒，当先解表，表解乃可攻里。

解表宜桂枝汤，攻里宜大黄黄连泻心汤。这就更能说明常说的痞证，包括五泻心汤证，都是外邪从表而入，从上而下，到胃及周围的。不然五泻心汤为什么在太阳病篇讲？这就是我讲的重点。

表证是何等得重要？尤其是现在包括肿瘤患者，有多少身疼痛，我们可能还不够重视。其实解表要放到非常重要的地位。当然我们已经重视了风邪。因为表证就是以风邪为代表的邪气侵犯肌表造成的。我要强调的是，这一种以风邪为主的、邪气入侵造成的表证，没有被我们所重视。风寒、风湿、风热，张仲景《金匮要略》一开始就大张旗鼓讲的痉病、湿病都是广义的表证。

痉病好几个方子，湿病五六个方子，实际上这都是解表的一个指标。那平时用的独活寄生汤，就是补肝肾、益气血、祛风湿、治痹痛的复合方法。当然现在看来，如果有腹泻的话，独活寄生汤用上确实应该注意。所以我们这么多年独活寄生汤用得是顺风顺水，左右逢源。但是用上独活寄生汤最容易出现腹泻的副作用。从一方面来说，这是服用了以后正气来复、排挤邪气外出的表现，是排邪排毒的反应。

另一方面可能平时患者就有腹泻，医者没注意到。所以现在看来，以后开独活寄生汤要先问平时拉肚子不拉。如果拉肚子，就先解决拉肚子，再用独活寄生汤。如果不拉肚子，可以放开用。这个时候即使出现腹泻也是排邪的作用。

前文讲的是对于表证的深入理解，就是说强调了身痛、恶寒，当然皮肤瘙痒算不算？眼睛干涩算不算？耳鸣算不算？鼻塞算不算？算，都是表证。这就又回到陈修园说的"中藏多滞九窍"，就是风邪主里的多种途径和表现，甚至风邪长期稽留在这里。

我再说一个药，就是河北中医药大学吕志杰教授和我才认识通话的时候，就提出我对厚朴麻黄汤治疗肺结节的认识，他的书要用我的文章，但是他也提出了一些疑问。他说厚朴麻黄汤在治疗肺结节，也就是肺癌的早期的时候，我当时的解释是厚朴麻黄汤中，厚朴起化凝结之气作用。但是他说厚朴还能发汗，《神农本草经》都说了治中风。我一查还真是，《神农本草经》谓厚朴治疗中风、伤寒、头痛，更主要它能逐血痹、治死肌，这就牵扯到对厚朴的定位问题，也就牵扯到今天所谓表证、攻表的意思了。除过桂枝汤，除过麻黄、荆芥、防风这些风药、解表药以外，厚朴算不算？

如果说桂枝汤，麻黄汤，这些解表祛风散寒的方是解表的话，那么攻表呢？我觉得这就是厚朴的作用。厚朴能逐血痹、治死肌。一开始讲的它能治伤寒、头痛、寒热、中风，这不是给我们在平时的解表祛邪药之外另辟蹊径吗？这就是以厚朴为代表的通滞。

又回到张仲景所说的："四肢九窍血脉相传，壅塞不通，为外皮肤所中也。"这里，可以看出张仲景的意思就是四肢躯干外的肉体都是表，脏腑才是里。造成的体表诸多疾病的症结是什么？"壅塞不通"。那么解决壅塞不通的办法如果是解表散寒，大家都知道；如果说用厚朴，大家就未必知道。

所以，张仲景在肺痿病中提道："咳而脉浮者，厚朴麻黄汤主之。"厚朴在这就是有很好的通滞作用。我不仅是用麻黄发散，还要用厚朴通其经脉，解决壅塞不通的问题。这实在是为表证的治疗开阔了思路。再说，针灸、推拿、按摩、放血难道不是通其瘀滞、解决壅塞不通的问题吗？

从无字处读书的观点来看，张仲景在《金匮要略》第一条提出"上工治未病"，以后未再提及治未病。难道不想把这高新技术传给我们？非也，他在第二条四次提到风气、邪风，强调壅塞不通，已经是语重心长了。书中前六个病治好了，就是"善治者，治皮毛"，把痉、湿、喝、百合、狐惑、阴阳毒这几个"亚健康"当真治疗，就是治未病，也就不需要强调高血压、糖尿病得终身服药，癌症的发病率不断上升了。

（王立岳根据王三虎教授在第二届网络弟子群的即兴演讲整理）

第三节　百合病与痰饮病

今天上午，有个胃癌患者，看了半年了，复查，效果很好，精神气色也很好，我开的是滑石代赭汤、半夏泻心汤，还是我们的基本思路，治寒热胶结的半夏泻心汤与治燥湿相混的滑石代赭汤合用。用我的话说就是：在癌症面前，除了经方，我将无所适从。

还有个老太太是胰腺癌，今天用的还是黄连汤、苓桂术甘汤的思路。我们越来越觉得痰饮病和百合病就是人体津液异常的两个特殊的病，都是多系统疾病，所以张仲景称之为百合病。当津液凝聚成痰饮的时候，就有阴虚的存在，津液缺乏严重的时候表现的是百合病。

其实百合病或痰饮病是一个硬币的两个面，都是津液异常的表现。大家学中医的时候，把《黄帝内经》的"饮入于胃，游溢精气，上输于脾，脾气散精，上归于肺，通调水道，下输膀胱，水津四布，五经并行"这一段水液的生理状况背诵得是耳熟能详，但是病理呢，就不太清楚了。

我们只看到了阴虚津液少、津液不足、痰饮停留，却没有看到津液匮乏和痰饮积聚是一对矛盾，严重了叫燥湿相混，就是癌症。当然也不止癌症，糖尿病甚至好多多系统疾病最后都是燥湿相混的问题。所以我最近特别感兴趣的就是百合地黄汤治疗百合病。

当然我们早就发现了滑石代赭汤可以作为胃癌燥湿相混的主方。痰饮病的"膈间支饮，其人喘满，心下痞坚，面色黧黑"的木防己汤就是治疗纵隔的肿瘤和肿瘤综合转移的上腔静脉综合征的主方。

也就是说就从这两个病上，其实我们已经找到了有效的治疗癌症的对症的方剂。然后才发现癌症也好，糖尿病也好，都是多系统疾病，这就是所谓的百合病。这是我对百合病的新解，百合病就是多系统疾病，张仲景当时也说了："百合病者，百脉一宗，悉致其病也。"

同时，他有一句话叫"百合病，见于阴者，以阳法救之；见于阳者，以阴法救之"，这就是对百合病的一段高度理论总结的话，我近一两年悟出，当津液问题变成以阴虚阳亢为主的时候，这就是见于阳者，以阴法救之，就是百合地黄汤证，百合应大量应用，60克以上。

那么，什么是"见于阴者，阳法救之"呢？张仲景就没说，这恰恰是存疑待考之处。正因为存疑之处便是创新之处，我一联想张仲景这个《金匮要略》特点是要略，至少有前后忽略吧。在这里本来再把痰饮病讲了，那就讲得太多了，重复了，这已经是两个病了，所以这里的"见于阴者，以阳法救之"，实际上就是指痰饮病。

"病痰饮者，当以温药和之"，那不就是"见于阴者，以阳法治之"吗？这是两个独立而又有密切联系的疾病，所以说仁者见仁，智者见智，当我发现这个问题以后，最近解决了好多问题。

同时，我们也注意到了外邪的重要性，我提出了"风邪入里成瘤说"，风作为百病之长，带领外邪由表而入。如果说一切疾病都是外感疾病的话，有点过分，但是外邪侵入人体导致的万般变化是现代中医忽略了的东西，张仲景讲了一本《伤寒论》的外感问题还不够，就在《金匮要略》，一开始就讲"千般疢难，不越三条"，其实都是讲的外邪入侵人体的情况，值得重视。

他之所以忽略了情绪因素，是因为在他那个时代，老百姓深受外邪的一种震慑和困扰，所以讲话中间有一些主次上的变化，我们可以理解。但是我们现在由于风邪等外邪的因素，越来越不被西医的诊断所容纳、所证实，所以有些中医自觉不自觉地就走到了自废武功、自断手足的这个地步，我们不能不重视这种看不见，摸不着的东西。而我呢，在临床上越来越觉得外邪的重要性，肿瘤就是风邪入里造成的。

前几天我们有一个病例，我让吴华生写，就是这个意思啊，他是上个月从河南来的，10月份来找我，看了病，没吃我的药，他说其他人的药没吃完。到12月份再来看的时候，我就有感而发，侃侃而谈，给在座弟子讲的同时，两口子一听王老师讲得太好了。关键是我抓住了皮肤痒，运用了麻黄桂枝各半汤。

当然因为他上腹部的肿瘤，我也同时有一套寒热胶结的治疗肿瘤的方法。结果呢，也就是这个周日，两口子都来了，喜形于色。为什么呢，因为他自己计算，这一个月就吃了25剂药，他的十几厘米的肿瘤直径小了一厘米，事实上直径少了一厘米，它的重量算下来真是在500克左右的，或者300 ～ 500克。所以，我们这次充分认识到了张仲景说的"有表证者当先解表"这个千古不变的真理。

第四节　留饮与肿瘤

我多次说过，人体百分之六十是水分，所以，百分之六十的疾病与水液代谢失常有关。这虽然有临床观察的基础，也有点想当然。中医讲，"风为百病之长"，联系起来看，真有"风生水起"的意思。风邪才是水液代谢失常的罪魁祸首。中医的"木、火、土、金、水"五行学说中，木，有风的含义在其中。古希腊医学的"火、空气（风）、水、土"四元素，藏医学的"水、土、火、气（风）、空"，都提示了最初病因中风与水的重要性。

风、水伤人首先多以"湿"病的形式出现，其次以风水、痰饮等病的形式出现，不一而足。所以，《金匮要略》中"痉"是第一个病，强调风，"湿"是第二个病，强调风湿。其后，则专门论述水气病（首先是风水）、痰饮咳嗽病。而痰饮、咳嗽合病成篇，但痰饮就占了篇幅的73%，剩下的27%，也是由咳嗽为主症的痰饮病。而痰饮病，分为痰饮、溢饮、支饮、悬饮，还有伏饮，与肿瘤密切相关的留饮。"留"和"瘤"是古今字。

临床是创新的源头。多临床，善联想，勤思考，才是破解经典谜团的方法。张仲景《金匮要略》中7次提到留饮，而且在全书的第3条就提到，2次引用老师的话，涉及3个章节，仅出一方，还是在"留饮欲去"的节点，为什么呢？我从实践中感悟到，留饮就是许多肿瘤的现代病名。其中，肾癌尤为明显。广泛转移，特别符合留饮在一定条件下（如风邪激荡）泛滥的实际。

2021年9月14日北京超岱中医研究院。患者王先生，65岁，山东淄博人，左肾癌术后1年半，伴肺、肝转移，pT3NxM1，Ⅳ期，服用靶向药半年。刻诊：形瘦，腕、肘、肩、膝肿痛4个月，游走不定，痛热颧赤，面多斑点，杵状指，脚趾变形，咽不利，声嘶哑，流涎，手麻，咳，白痰黏稠，胸闷气短，食欲时好时差，眠可，喜饮水，舌淡白水滑，脉滑。放疗中（已17次，剩3次），痔疮史。

辨病：留饮；湿痹。

选方：小青龙汤合独活寄生汤加味。

处方：

麻黄12克	桂枝12克	干姜12克	细辛9克
五味子12克	白芍12克	姜半夏15克	人参12克
羌活12克	独活15克	桑寄生12克	秦艽12克
防风15克	川芎12克	当归12克	熟地黄30克
赤芍15克	茯苓30克	杜仲15克	怀牛膝15克
炙甘草10克	生石膏30克	升麻20克	桔梗10克
威灵仙20克			

28剂，水煎服，日1剂。

令我惊喜的是，2021年12月7日上午，患者千里迢迢来到了西安广行中医门诊部，精神气色宛如常人。自述浑身痛消，四肢肿减，颇觉舒畅。声哑依然，恶心腹胀，舌淡胖，苔白水滑，脉沉。原方加葛根20克，附片10克，26剂。

以往，我用柴苓汤、肾着汤治疗肾癌，而今又发现了肺肝转移的经方，不亦乐乎！在某种意义上说，肾癌是留饮的话，肝肺四肢等多处转移就是溢饮了。张仲景讲："病溢饮者，当发其汗，大青龙汤主之，小青龙汤亦主之。"其是之谓乎。

网评问答：

施建敏：@王三虎 王老师，读了，很是对路。我一直在想，能不能把药味减少到12味呢？

王三虎：@施建敏 我一直在想，疗效是关键。

施建敏：您说得最对。马新童老师写过一篇文章，重复说一句前人说的话：味过十三，百病不沾。但是您的合方味多就是有效。那会不会减到12味或少些效会更好，这个需要开药人自己给患者试药才有说话权。还有就是用方用药的思路，药是开给什么的？给脏腑？给经络？给气血？

刘小超：@施建敏 中医百家争鸣，学派众多，各有所长，同样的疗效可能有很多不同的解释，可能源于《内经》，也可能高于《内经》，解释、注释是主观的，而疗效是客观的。用方少而精固然好，用方大而不繁更需要实力，不同疾病确实相差很大，不好一概而论。至于中医用药思路更是见仁见智，甚至互相矛盾，有时候让人难以适从，倒不如直接疗效说话，其中道理各自领悟，才能变成自己的。

郑茂斌：关于方药，精与炼！《内经》也好，《伤寒》也罢，追求疗效是唯一思想，没有之二！中医各家学说，相传千年，各司各教。对病的认识，对体辨识，对证辨认，各有轻重缓急！中医理论光芒万丈！诊病、识体、辨证，方证对应，加减用药，是中医理法方药基本原则！没有之二！

历史的、经济的、社会的原因，承袭下来的经典，或民间认知，需要结合实际认知、改进，不必守旧，故步自封！北方谚语"味过十三，百病不沾"，有其历史的各种考量。古之名方，今之全国名中医笔下之方，超越十三味者，数不清！街头巷尾言语，需慎待，结合临床消化考量！疗效为王。

中医，需要重新思考疗效，是什么影响了中医疗效，思考还有什么缚住了中医脚与膀！这是整个行业的问题、方向。一味独参汤若是标准，四君子就多出三；四君子、四物若是标准，十三味就严重超标！十二味药，为何不是十一味？五脏六腑为何不联想奇经八脉？二十四节气？三百六十五日？独爱十二经脉？以此类推！

中医与西医的区别之一，是追求当下之标与溯源求本。不能以青霉素为用药标准，两者不是一个方向！理法方药的可操作原则：辨证精准，方证对应。十三，是极精、极简、极致的最高处方要求！非中医常规推广学习模式！

拘泥十三，中医不是会发展，中医会混乱！十三，不可乱用，不可乱框！中医不拘泥任何形式的用药方式！丸散膏丹，大中小方，中医的核心价值体现在整体观、辨证准确度上，方证对应，疗效多不会偏！讨论十三、二十三、八十三，不重要！用药如用兵，敌弱用兵少，敌强用兵广基本道理！打架，有单挑，有群殴，打仗，有狙击手，单兵单枪，一枪致命！有条件限制，隐藏伏击！也有海陆空阵式，看敌势所需。兵有建制，都喜欢成建制上场！不喜欢缺胳膊少将！力量大小，知己知彼！

现代战争，更是大大超越以往，无论兵种，后勤支持，经济保障……不可同日而语！用兵少，吃败仗，会灭亡！用药少，无疗效，白劳忙！十三，名家体会，尊重珍惜！不必拘束！《内经》《伤寒》，追求疗效是其唯一思想，没有之二！十个元帅，十个风格，各施绝技，迎难而上！

解决疾苦见疗效，病患说好就妙！更重要的是要善于总结研究超越"十三"后的当代中医学的闪光点和规律。时势变，人易也！方证对应，大方重剂起沉疴，何妨！总结：所谓十三味，没有依据，不可助长！在纷繁复杂的中医理论中，本身就有不少陷阱，学习中必辨真详！

郑茂斌：马新童原讲话整理文稿——《伤寒杂病论》药味数统计："我们用现在统计学的方法，发现《伤寒杂病论》当中的方子，药味一般都在十二味以内。换言之，如果按照桂林古本《伤寒杂病论》里面的方子，药物全部在十味以内。

我们在和道门的一些传承者交流的时候，他说《伤寒杂病论》用的是天元式法。天元式法用的是十天干，那么它的方子药味不应该超过十味药。哪怕用十二地支，也不可能超过十二味。所以常常有一句话叫'药过十三，百病不沾'。为什么药过十三，百病不沾？因为人有十二经，十三味药那到哪条经去了？不知道。到后面我们破一破这个说法。"

此文已拜读！名医马新童主任医师对"味过十三，百病不沾"一语确实有深入研究和讨论。

王三虎：处方药味多少，当以病情需要为依据。一味药出奇制胜，大兵团稳操胜券，都是妙法良方。张仲景用药精炼，常以三五味成方，实足称道。但这里面有一个普遍性和特殊性、常见病和疑难病问题。

治疗鼻咽癌、喉癌"喉咽不利，唾脓血"的麻黄升麻汤 14 味，治疗肿瘤（马刀侠瘿）虚劳的薯蓣丸 21 味，治疗肝脾肿瘤的鳖甲煎丸 25 味，这就是一把钥匙开一把锁，以复杂对复杂。

一病有一病之主方，而临床实际，不要说癌症了，就是中老年人常见病求诊也每每多病在一身。合病只能合方，不知不觉就多了。自己也知道药味太多，只能尽量选一药多能之品，力求精兵简政，常有力所不逮之时，贻笑大方，权当抛砖引玉，鞭策自己。

杨晨光：深以为然。

马战平：王三虎教授到处讲经典，十分了得，但不知为何？自己临床的方子就像开了"杂货铺"，药味既多且贵，完全没有了中医药"简、便、廉、验"的特点！

王欢：虽然小方有时也能治疗大病，但大部分时候我只能以复杂方对复杂病。对于一个肿瘤科医生，平时治疗癌症患者居多，如果用中西医结合方法治疗癌症，中药相对精简，如果以中医为主导，或仅用中药治疗，中药自然量大。用方少而药精固然好，用方大而不繁更需要实力，不同疾病相差很大，不能一概而论。

第五节　津液分布异常与百合狐惑阴阳毒病

人体百分之六十都是水分，所以很大一部分病都是津液分布不匀、水液代谢障碍问题，而百合病就是水液代谢障碍的一种表现。现在看来津液分布异常造成的问题可能被大部分医生忽略了。

我们学中医基础时，《内经》有："饮入于胃，游溢精气，上输于脾，脾气散精，上归于肺，通调水道，下输膀胱，水精四布，五经并行。"讲得多好，背得多熟啊，但是这是生理状态，那么病理呢？诊断呢？针对性的疾病以及治法、方药都在哪呢？可以说相当零散和隐晦。

陈修园说"伤寒也是存津液"。这是和什么比呢？和《金匮要略》比，《金匮要略》主要解决的就是津液问题。《伤寒论》第 49 条张仲景明确提出"津液自和，便自汗出愈"。尤其是小柴胡汤证："上焦得通，津液得下，胃气因和，身濈然汗出而解。"什么是津液之和者？健康就是津液和的表现。津液能不能正常分布太重要了！

最典型的三急下证，阳明三急下、少阴三急下证，都是尽最大可能迅速保存津液。所谓急下存阴，这个时候是不是用上了？当然，《伤寒论》这些例子比较少。哪本书最重视津液问题？要我说是《金匮要略》。

《金匮要略》脏腑经络阴阳先后病有一个方子是猪苓汤。如果说桂枝汤是《伤寒论》第一方，猪苓汤就是《金匮要略》第一方，两方并列，同等重要。桂枝汤在外得之解肌和营卫，在内得之，补虚调阴阳；猪苓汤是润燥并用，解决津液分布异常的严重局面——燥湿相混问题。

猪苓汤靶向器官是小肠，我们每天说五脏六腑，五脏六腑，连小肠都忽略了。小肠证型是什么？小肠代表方剂是什么？小肠是人体最长的器官，3 米，我的小肠颂："小肠小肠我爱你，后天之本有你哩，五脏六腑都重要，要说长度数第一。"小肠就是吸收分布津液重要的脏腑。小肠出问题就会津液失常。其实人体的水分，有百分之几一旦失常就会出问题，所以张仲景在

《金匮要略》第一章第一方："凡诸病在脏，欲攻之，当随其所得，而攻之，如渴者，与猪苓汤，余皆仿此。"就已经说清楚了。

我们现在知道猪苓汤证就是水热互结、阴虚水停，是不是津液的问题？不仅仅是利水，还有养阴润燥的功能。那么到第二章痉湿暍，痉病就是津液停聚了，筋骨失去濡润；湿就是水分凝聚；暍，伤津与湿并存，所以张仲景用白虎加人参汤，后世用六一散。

下来，第三章就是百合狐惑阴阳毒病。百合病的主方是百合地黄汤。养阴不成问题，但好像没有说津液缺乏问题。可是张仲景确实说了一句"百合病见于阴者，以阳法救之；见于阳者，以阴法救之"。什么意思？历代没有正式解释，我把这条解开了。

张仲景讲百合病，百合病本身是多系统疾病，而多系统疾病就是津液分布的异常，津液分布的异常如果以阴虚为主，见于阳者，以阴法救之，生地黄、百合。见于阴者以阳法救之没有讲，为什么不讲？后面讲痰饮病，痰饮咳嗽篇第 42 条，光痰饮病就讲了 32 条，咳嗽那么常见，其实讲得很少。

因为痰饮太重要了，可见于痰饮、悬饮、支饮、溢饮、留饮、伏饮，现在我们临床上很少有人把痰饮作为一个病来诊治。丢了。这就是说津液凝聚成了痰饮，另一方面，阴液损伤了就成了百合病。我认为这是一个问题的两个方面，这才是糖尿病、高血压、肿瘤等好多慢性病、多系统疾病的根本原因。

津液分布失常，我们说消渴的时候只知道上消、中消、下消，为什么能消？为什么能渴？津液不能分布，津液到哪里去了？津液凝聚到其他地方去了。就是这样，所以说治消渴病并不是简单的养阴，要利湿。比如说金匮肾气丸，张仲景说"男子消渴，小便反多，以饮一斗，小便一斗，肾气丸主之"。

那为什么还要三补三泻，熟地黄，山药、山茱萸是补的，那用牡丹皮、茯苓、泽泻干什么？津液恢复正常了，茯苓、泽泻把停的水动起来，使其恢复正常，该补的补，该泻的泻，所以这才是治疗消渴的根本。一渴就用滋阴的药，一热就用清热药，是没有解决疾病的本质。

而狐惑就是感受风邪了。一个是导致津液分布失常了，一个是风邪从九窍入里了，风把津液搅乱了，风起云涌，甚至空穴来风。我们要善于捕风捉影。有形的损伤易明，无形的失常难解。这些问题积累到一定程度就成阴阳毒了，不是阳毒就是阴毒。这个时候几乎就与癌症密切相关了，既可是先期征兆，也可是后期表现。

癌症西医用化疗药，就是以毒攻毒，而张仲景用的是升麻，升麻解百毒就是这个意思。甘草也是解百毒。鳖甲，用量不大，不必大，引药深入，然后用有升散透邪作用而解百毒的升麻为君药，岂不是古人治癌的大智慧。至于大毒的雄黄嘛，可用可不用。

第六节　阴阳毒与肿瘤

人体百分之六十是水分，所以很大一部分疾病都是津液分布不匀、水液代谢障碍问题。陈修园说"伤寒也是存津液"。这是和什么比呢？和《金匮要略》比，《金匮要略》就主要解决的是津液问题。要问哪本书最重视津液问题？

答曰：《金匮要略》。如果说桂枝汤是《伤寒论》第一方，猪苓汤就是《金匮要略》第一方，两方并列，同等重要。桂枝汤在外得之解肌和营卫，在内得之，补虚调阴阳；猪苓汤是润燥并用，解决津液分布异常的严重局面——燥湿相混问题。

《金匮要略》第二章痉湿暍，就是上承第一章第二条讲的风邪致病。痉病就是津液停聚了，筋骨失去濡润；湿就是水分凝聚；暍，伤津和湿并存。

第三章就是百合狐惑阴阳毒病。百合病的主方是百合地黄汤，解决津液缺乏问题。文中"百合病见于阴者，以阳法救之；见于阳者，以阴法救之"就是提示了后面讲痰饮病。

而狐惑就是风邪从九窍入里了，风把津液搅乱了，风起云涌，空穴来风。有形的损伤易明，无形的失常难解。

这些问题积累到一定程度就成阴阳毒了，不是阳毒就是阴毒。这才是糖尿病、高血压、肿瘤等好多慢性病多系统疾病的基础疾病和根本原因。或者说《金匮要略》的前六个病，既有区别又有联系，逐渐深入，不断加重。既可单独成病，又可同时出现，故而相提并论。

阴阳毒就很特别，其既是这些基础疾病发展到一定阶段的结果，也是许多疾病发展过程所谓特殊转归，尤其与恶性肿瘤关系密切。揭开阴阳毒的面纱，将为恶性肿瘤的诊疗打开一扇窗口，抑或能另辟蹊径。

一、原文解读

《金匮要略·百合狐惑阴阳毒病证治第三》：阳毒之为病，面赤斑斑如锦文，咽喉痛，唾脓血。五日可治，七日不可治，升麻鳖甲汤主之。阴毒之为病，面目青，身痛如被杖，咽喉痛。五日可治，七日不可治，升麻鳖甲汤去雄黄、蜀椒主之。

升麻鳖甲汤方

升麻二两，当归一两，蜀椒一两（炒去汗），甘草二两，雄黄半两（研），鳖甲手指大一片（炙）

上六味，以水四升，煮取一升，顿服之，老小再服，取汗。（《肘后》《千金方》阳毒用升麻汤，无鳖甲有桂；阴毒用甘草汤，无雄黄）

"之为病"，就是郑重其事地拉开架势地讲解的意思。张仲景继《伤寒论》中"太阳之为病"等七句话之后，在《金匮要略》中一共 14 次提到"之为病"，这是接着"湿家之为病""狐惑之为病"的第三、四个"之为病"，不管是阴毒还是阳毒，其重要性可以想见。

以前对阴阳毒的诊断，一些医生受"面赤斑斑如锦文"这个"赤"和"斑"的局限，只有红斑狼疮还能对上号。我的理解是，面部乃至全身多种异常颜色，或斑块，或条索，都是阴阳毒的表现。因为张仲景是举一反三，不一定都罗列。这和宋代医家命名《金匮要略》一样，已经体会到张仲景行文举重略轻、举变略常的特点了。

而我在肿瘤临床发现，肿瘤患者的皮肤尤其是面部的颜色以及形状的变化多而杂，这都是邪毒或癌毒泛发于表的明证。"面赤斑斑如锦文"，是热毒泛滥，故曰阳毒，"面目青，身痛如被杖"，往往是气血凝滞，如恶性肿瘤的骨转移，病位较深故曰阴毒。

阳毒的"咽喉痛，唾脓血"显然不是一般疾病的表现，而是喉癌等恶性肿瘤的表现。阴毒的"咽喉痛"也是恶性肿瘤的颈部转移压迫所致。

"五日可治，七日不可治"，也恰恰提示早期的恶性肿瘤可以治疗，晚期的则实难措手。

升麻鳖甲汤，就是广义解毒的良方，对于癌毒，理应首当其冲。升麻，是治疗咽喉病的首选药。《伤寒论》厥阴病"咽喉不利，唾脓血"的麻黄升麻汤证就是明证。《外台秘要》治疗喉痹的21首方剂中，含升麻的有4首，其中一方"升麻断含之，喉塞亦然"，仅次于射干（6方），屈居第二。

《太平圣惠方》三十五卷治疗咽喉闭塞不通、喉痹等咽喉病症的171方中，用升麻者48方，位居第二，用射干者35方，屈居第三。而升麻、射干同见于一方者27方，过半矣。这个对药值得记住。

当然，最多的还是甘草57方，但如此接近，匪夷所思。这和玄参的21，牛蒡子的15，远高于常用药桔梗8和半夏7，也值得我们另眼相看。《神农本草经》谓升麻"主解百毒"，甘草"主治五脏六腑寒热邪气……解毒"，言而有征也。鳖甲引药深入病所，善祛风邪的花椒，不仅有针对病因，即"打蛇先打头，擒贼先擒王"的意思，也能助升麻"引蛇出洞"，在"运动中消灭敌人"，颇具巧思。

雄黄，是《神农本草经》中首言"主恶疮"的药物，直中要害，毫不隐晦。当归，养血以减少毒药之伤害，攻补兼施，面面俱到，真所谓"治内伤如相"。如果说阳毒适用于打抓住战机的歼灭战的话，当然要全力以赴，速战速决。而阴毒深在，混迹其中，不可滥伤无辜，所以，去雄黄、蜀椒，从长计议。

二、临床验证

1. 喉癌案例

周先生，58岁。2021年8月25日网诊。喉癌术后1年半，复发1个月。拒绝重质子、放疗、化疗等，要求中药治疗。

刻诊：咽部异物感，有痰咳不出，舌暗红，苔薄黄。

病属厥阴病、阴阳毒。

方用麻黄升麻汤、升麻鳖甲汤加减：

麻黄 9 克	升麻 30 克	鳖甲 15 克	桔梗 12 克
蝉蜕 12 克	牛蒡子 15 克	射干 15 克	诃子 12 克
川贝母 6 克	僵蚕 12 克	蜈蚣 6 克	山豆根 9 克
甘草 15 克			

10 剂，颗粒剂冲服，日 1 剂。

2021 年 9 月 1 日再寄原方 10 剂。7 日微信："我夜里躺着休息时，喉咙有异物，鼻子通畅，呼吸通畅，起身轻松吐痰，量多带泡沫，有一米粒大小浓痰粒。起床稍晨运一下，喉咙干燥，咳痰难，喝水润之便吐出痰。"

2021 年 9 月 19 日患者来深圳市宝安区中医院流派工作室面诊，不仅症状明显减少减轻，且拿出近期喉镜检查结果，原先的"右室带外侧隆起"等未再表述，客观和主观相一致，效果显著。初步医患双赢。

今日处方：

升麻 50 克	鳖甲 20 克	花椒 5 克	甘草 15 克
当归 10 克	蜈蚣 4 条	桔梗 15 克	射干 15 克
牛蒡子 15 克	红参 15 克	山豆根 15 克	黄芩 15 克
玄参 15 克	麦冬 30 克	生石膏 30 克	百合 30 克

7 剂，水煎服，日 1 剂。

2. 白血病案例

杨先生，71 岁，陕西咸阳人。患者右上腹痛 6 年，脾大复发半年多，白细胞升高，最高达到 92×10^9/L，半年内体重下降 20kg，于 2021 年 5 月在西安交通大学第一附属医院确诊为慢性粒细胞性白血病。

行基因检测等相关检查以后，经专科医生评估，无法进行化疗，并建议服用国外进口的靶向药（先后服用了一代药伊马替尼，二代药氟马替尼），在服药后均出现了耐药，表现为脾脏处感觉疼痛，B 超显示脾脏增大，查血白细胞增高。经西安交通大学第一附属医院的一位医生介绍，于 6 月 4 日前来西安天颐堂中医院。

刻诊：面部散在血红色斑，大如绿豆，左臂痛，舌暗红，苔稍厚，脉弦数。

诊断：阴阳毒。予升麻鳖甲汤加减。

处方：

升麻 30 克	醋鳖甲 15 克	雄黄 1 克	花椒 6 克
当归 20 克	甘草 15 克	败酱草 30 克	水牛角丝 30 克
生地黄 30 克	生丹皮 15 克	赤芍 15 克	煅牡蛎 30 克
厚朴 30 克	土贝母 15 克		

10 剂，颗粒剂冲服，日 1 剂。

吃上中药，患者毅然决定停止服用西药，2021 年 6 月 13 日复诊。患者喜出望外，最大的效果是两胁下胀痛消失。白细胞 4.19×10^9/L，血小板 76×10^9/L，与服药前血常规结果对比，白细胞下降明显，故维持原方治疗，再服药 16 剂。

2021 年 6 月 29 日，第三诊：患者特别强调，服中药期间，一直未再吃西药，自行查血常规，白细胞下降至 2.94×10^9/L，每剂药都熬出两天的量。刻下左肢已经不痛，余无明显不适。舌红，苔白，脉滑。白细胞 3.54×10^9/L。家属说，以前的主治医师看到这个血常规的结果都不敢相信！考虑到白细胞低于正常值，为防止攻毒太过，故在原方基础上调整雄黄量为 0.5 克，共 9 剂。

2021 年 7 月 13 日，第四诊：无明显不适，舌红，苔少，有裂纹，脉滑。效不更方，但患者舌上有裂纹，出现阴虚表现，在原方基础上加黄精 30 克，共 30 剂。

2021 年 8 月 14 日，第五诊：无明显不适，舌红，脉滑。但血常规显示白细胞 10.44×10^9/L，血小板 602×10^9/L，都高于正常值。这种情况下，邪气反弹，乃在原方基础上将雄黄量增加至 1 克。共 14 剂。

2021 年 9 月 29 日，第六诊：4 次检查血常规，白细胞在（4.83～7.79）$\times 10^9$/L 之间，除夜尿频外，自我感觉良好，要求开两个月药。加覆盆子、菟丝子各 30 克，缩尿且固先天之本，势在必行。

3. 子宫颈癌前病变

某女，40 岁，重庆人。病史：因同房出血，到医院就诊。2017 年 10 月

11 日确诊为"慢性宫颈及宫颈内膜炎；CIN Ⅱ 及 CIN Ⅲ 并累腺；另见宫颈内膜息肉"。

当时被建议入院切除宫颈、子宫，到时看情况，尽量保留。患者希望保守治疗，未接受手术。

2018 年 5 月开始，月经每月时长为 10 ～ 20 天。

2021 年 5 月 5 日，距上次月经结束后第 5 天突然又出血，出血之前患者有 3 天比较强的体力劳动。

2021 年 5 月 8 日到西安找我初诊：月经不调 3 年，淋沥不断，经后复来，HPV（+）4 年，体力劳动则经血来潮，量不大，色偏暗黑。

患者低血压、低血糖。睡眠时梦多，白带经前后多。食水果胃不适，胃胀。左半边脸痛及龈。舌苔薄黄，脉滑。

辨病：狐惑、阴阳毒。

选方：甘草泻心汤、赤小豆当归散、升麻鳖甲汤、海茜汤、四妙散。

处方：

甘草 12 克	黄连 10 克	黄芩 12 克	党参 12 克
干姜 10 克	大枣 30 克	姜半夏 15 克	赤小豆 30 克
当归 12 克	土茯苓 30 克	升麻 30 克	鳖甲 15 克
花椒 5 克	海螵蛸 30 克	茜草 10 克	苍术 12 克
怀牛膝 10 克	薏苡仁 30 克	黄柏 12 克	苦参 15 克

30 剂，水煎服，日 1 剂。

患者微信自述：服药第二剂出血便减少，后不再出血；5 月 18 日与上个月（4 月 19 日）出血相同的时间又来血。但不正常出血量比 4 月少；6 月 9 日因同房出血，但整月出血量很少，中间有些天甚至没有出血；7 月整月恢复正常，不再有不正常出血，按时来月经。

7 月 4 日，二诊：服药 30 剂，6 月 9 日（经后 10 天）不正常，但量非常小，颜色偏黑偏暗，可忽略不计。经前一周干净清爽。胃胀，不能食太晚，否则影响睡眠，舌红苔厚，脉滑。经无痛。

选方：甘草泻心汤、赤小豆当归散、海茜汤、四妙散。

药方：

麸炒苍术	川牛膝	海螵蛸	当归
赤小豆	薏苡仁	黄连片	黄芩片
党参	大枣	干姜	黄柏
甘草	茜草	姜半夏	

30 剂，水煎服，日 1 剂。

患者自述：服药后，7 月份月经恢复正常，无不正常出血，往月因同房会不正常出血的现象好转。

第七节　失眠与恶性肿瘤

恶性肿瘤的发病率近几十年不断上升是个不争的事实，究竟是为什么，却众说纷纭，莫衷一是。我在长期的临床中观察到，失眠，或者说睡眠不足可能是恶性肿瘤多发的一个重要原因。因为人只有睡眠充分，才能保证免疫力的正常，有效地修复和纠正成长中的偏差，及时消灭异化了的细胞，也就是恢复阴阳的平衡。

而长期失眠，免疫力的降低，免疫监视失察，异化的细胞逐步积累，尾大不掉，就形成了"黑化"的"新生物""积聚"，也就是恶性肿瘤。

这种自我感觉并不能代替实实在在的调查。失眠虽然是个烦人的症状和疾病，但究竟失眠和恶性肿瘤与普通疾病的相关性如何，不得而知。

2021 年 11 月 3 日至 12 日，我在西安市中医医院、渭南市中心医院、西安莲湖天颐堂中医医院、西安莲湖秦华中医医院、万全堂中医院、西安中医脑病医院、益群国医堂中医馆等医疗机构的门诊时，专门就除过儿童的 269 个患者进行了统计。

在 36 个病种、208 个恶性肿瘤患者中，有 107 位有失眠症状，占 51.4%。高于 45 个病种、61 个普通病患者中，26 个有失眠症状，占 42.6%，说明恶性肿瘤患者中，失眠是一个值得重视的问题。

恶性肿瘤患者排在第一位的是 66 名肺癌患者。其中有失眠症状的 43 例，占 65.1%，高于普通病患者 23.5 个百分点。排在并列第 2 位的是胃癌 14 位，5 名失眠者，和食管癌 14 位，4 名失眠者，出现率分别是 35.7% 和 28.8%，远低于肺癌的失眠出现率。说明肺癌与失眠的关系尤为密切。

张仲景在《金匮要略·肺痿肺痈咳嗽上气病脉证治第七》中也提示了失眠与肺癌伴发感染的密切关系："肺痈，喘不得卧，葶苈大枣泻肺汤主之。"究其原因，肺朝百脉，肺主气，司呼吸。肺癌导致的肺痿，直接影响着气血的运行和心血的供应。血少不能养神，神不守舍则失眠。

再者，正如名言所说："五脏六腑皆能令人咳，非独肺也。"

肺与脏腑息息相关，重病在身，心事烦仍，心火上炎，心火刑金的失眠可用导赤散。

心火不能下降于肾，肾水不能上济于心，心肾不交的失眠，用交泰丸。

病入少阴，心中烦不得卧，黄连阿胶汤是非常有用的方剂。

胃不和则卧不安，子病及母，直接影响脾胃之升降，我常用半夏泻心汤辛开苦降以治失眠。

肝火犯肺，干咳胸痛，影响睡眠，甚至咯血，可用黛蛤散，口苦头眩可用柴胡加龙骨牡蛎汤（小柴胡汤最后一个加减法就是针对咳嗽的）。

肺癌胸水，也经常出现失眠，这种水热互结，燥湿相混，正是《伤寒论》第 319 条的方证："少阴病，下利六七日，咳而呕渴，心烦，不得眠者，猪苓汤主之。"

在很大程度上说，失眠是肺癌减轻和加重的重要因素，治好失眠，就是治疗肺癌的有效途径。抑或不解解之，不了了之，或者云："虽不中，亦不远矣。"

临床是创新的源头。2021 年 9 月 21 日我在深圳市宝安区中医院流派工作室一连接诊了三个肺痿患者：三例肺癌虽偶然，睡眠不足是关键。

例一：文某，女，49 岁，右肺下叶背段浸润癌术后两月余，仍右胸痛，皮肤风团瘙痒无定处一月余，服抗过敏药有效，矢气多。两年来汗出成流，失眠多年，习惯熬夜，胃胀时作，食欲亢，大便干，食辣易上火，烦躁易怒。

查体：面黄，舌暗红，有黏液带，脉缓。

胸部CT：左肺上叶磨玻璃小结节；胃镜：慢性浅表性胃炎，胃底胃体多发性息肉；乙肝小三阳病史。

诊断：气阴两虚型肺痿。

治法：化痰散结。

处方：

海浮石30克	白英30克	麦冬30克	百合30克
煅蛤壳30克	青黛2克	黄连15克	瓜蒌30克
姜半夏15克	北柴胡10克	黄芩片10克	干姜5克
桂枝10克	醋延胡索15克	大枣30克	甘草片10克
猫爪草20克	土贝母30克	浙贝母30克	醋鳖甲20克

7剂，水煎服，日1剂。

例二：林某，女，63岁。该患者已网诊、面诊共三次，今天是第四诊，子宫恶性肿瘤术后近两年，右下肺结节一年余。平素大便干结，失眠，舌干，便干。

刻诊：服药明显有效，大便顺畅，睡眠明显改善。

查体：精神形体可，舌淡红，苔薄，脉弱。

2021年7月10日胸部CT：肺部见一90mm×10mm结节影，较前略大，周边少许毛刺状改变。

诊断：气阴两虚型肺痿。

治法：化痰散结。

处方：

海浮石30克	白英30克	麦冬30克	生石膏30克
百合30克	姜厚朴30克	黄芩片10克	黄连15克
姜半夏15克	人参片10克	生地黄50克	酒女贞子10克
猫爪草30克	瓜蒌30克	炒酸枣仁30克	柏子仁15克

5剂，水煎服，日1剂。

例三：黎某，男，48岁。2021年5月23日初诊。体检中发现肺结节8个月，腰椎间盘突出症史，2016年行胃胰之间"胃肠间质瘤切除术"，2020

年 12 月行胆结石胆囊切除术。有降结肠管状腺瘤、直肠增生性息肉。后项下有小鸡蛋大小脂肪瘤。肝囊肿 12mm。眠差，夜尿频，大便不成形。

2021 年 8 月 15 日二诊：胸闷，便溏。

2021 年 9 月 21 日三诊：眠差。

查体：形体精神气色尚可，舌红苔稍厚，脉滑。

辅助检查：胸部 CT，肺部见一磨玻璃结节 3mm，肺中叶及右上叶下舌段少许间质性改变及部分亚段膨胀不全可能。

诊断：气阴两虚证肺痿。

治法：化痰消积。

处方：

海浮石 30 克	白英 30 克	麦冬 30 克	百合 30 克
炒芥子 30 克	炒僵蚕 15 克	橘络 15 克	蒺藜 10 克
姜半夏 20 克	瓜蒌 30 克	黄连 10 克	桃仁 15 克
薏苡仁 30 克	山药 30 克	乌梅 15 克	防风 10 克
生地黄 30 克	黄芩片 15 克	苦参 15 克	茯苓 10 克

肉桂 5 克

14 剂，水煎服，日 1 剂。

我 20 年前就发表过"肺癌可从肺痿论治"的观点。2007 年的博士论文也就此展开。我对张仲景一开始就关注病因非常感兴趣。《金匮要略·肺痿肺痈咳嗽上气病脉证治第七》："问曰：热在上焦者，因咳为肺痿。肺痿之病何从得之？师曰：或从汗出，或从呕吐，或从消渴，小便利数，或从便难，又被快药下利，重亡津液，故得之。"

其中，"或从消渴"尤其高瞻远瞩。目前已得到佐证："恶性肿瘤患者存在胰岛素抵抗，而胰岛素抵抗是恶性肿瘤形成、发病的一个相关因素。"〔张怡梅，刘斌. 恶性肿瘤与胰岛素抵抗 [N]. 中国中医药报，2003-10-09（008）〕。

中国 2 型糖尿病患者肿瘤发生风险的流行病学注册研究（REACTTON），2011—2017 年，25 家医疗机构通过社区整群随机抽样开展队列研究，共调查 25.9 万人，结果表明，糖尿病患者恶性肿瘤患病率显著高于糖尿病前期及正常糖耐量人群。男性糖尿病患者中患病率显著增高的四大恶性肿瘤是结直肠癌、肺癌、膀胱癌和肾癌。

我直觉，失眠也是引起肺癌的重要原因，这才是我做临床调查的直接起因。理想很丰满，现实很骨感。这次调查的 66 个肺癌患者中病前就失眠的有 8 个，占 12.1%，而除过肺癌的 142 个其他恶性肿瘤患者中，19 个病前就有失眠，占 13.4%。虽然相差无几，没统计学意义，但也否定了我的猜想。看来，少一分臆断，多一些调查很有必要。但这一点不影响肺癌与失眠的密切关系。

第八节　燥湿相混舌

支持我"燥湿相混致癌论"的舌象是花剥舌。以往我对花剥舌的认识较为简单，只看到一块一块腻苔，所以多从痰湿、痰浊立论，忽略了大片光红无苔的病机。实际上，腻苔成块与无苔成片并见就是"燥湿相混"的典型舌象，而癌症临床本舌象多见。

我们往往从腻苔之比例判断痰浊与阴虚的多寡，很有可操作性。近读王旭高《西溪书屋夜话录》，又有类似而预后不同的阴阳不交与营卫隔绝舌象："曾见一种舌苔，舌根至舌心或黄或白，舌尖至舌心光红无苔，其舌心有苔无苔交界处，宛如刀切之状，此谓两截舌，阴阳不交之确证。又有一边有苔，一边无苔，左右各半者，此谓营卫隔绝，其证必凶。"这为肿瘤临床又增一分胆气。

第九节　癌症与血糖

2021 年 1 月 6 日网友"同气相求"微信："老师好，癌症患者的高血糖需要处理吗？如果处理，是像对待糖尿病一样辨证施治吗？请赐教。"答曰：癌症和血糖的关系，西医也是才认识了几十年，而且现在越来越重视。张仲景在讲肺痿的时候就从病因上提出："肺痿之病从何得之，师曰：或从汗出……或从消渴。"这就是已经提示了消渴（血糖）与肺痿（肺癌）病的关系了。

那为什么肺痿与血糖有关，与糖尿病有关？我想当我明白这个肺癌就是肺痿的时候，就想起了北京名医施今墨治疗糖尿病的两个对药，"苍术、玄参"，"黄芪、山药"，前者降血糖，后者降尿糖。苍术燥湿，玄参滋阴，而黄芪，山药都有利湿又养阴的作用，也就是在这个时候我就有了"燥湿相混致癌论"的些许论据，或者说这一段话几乎就是"燥湿相混致癌论"的来由之一。

这就是说癌症往往一方面有阴虚，一方面有痰湿。而糖尿病也是这样的，所以为什么糖尿病成为终生疾病？为什么癌症也逐步成为慢性病，多发病？因为他们都有共同的病机。

我在多年前就发现癌症和糖尿病是姊妹病，也就是说他们有共同的病机，所以除过施今墨的"苍术、玄参，黄芪、山药"以外，现在还提到了黄连、生地黄这一对药，黄连的苦燥、生地黄的滋阴也有降糖作用。我们强调人参一味药就有很好的抗癌效能。人参补气养阴，也具有很好的降糖作用，直接促进了血糖的利用。

张仲景在讲肺痿的时候首先从病因上提到了消渴，实际上就有治未病的意思，不等出现癌症就治消渴、糖尿病，不要等到最后燥湿相混得严重了，发展成了癌症才"雨后送伞"。从另一方面讲，当患者手术了之后，重视血糖的恢复也是非常的重要。

我们治疗了好多肺癌患者，在这其中，有一个治疗九个月的患者，效果好倒是好，但比这还好、时间还长的案例也不见得都写成病案。这个患者当时我是在乌鲁木齐看的，以后追我追到深圳。按说我天天看癌症，术后治疗九个月没复发也习以为常的，但这个人说："吃了你的药，我不吃降血糖的药和降血压的药了。"我想这就是中医治疗的癌症长处，符合"癌症是全身疾病"的观点。所以我经常说：恢复健康就是防癌抗癌、防止复发转移的最好方法。

随后接到"同气相求"微信："瞄准燥湿相混这个病机而遣方用药，既治肿瘤又治血糖；人参也有这两个作用。明白了，老师。知其要者一言而终。老师实在高人一等，学生实在佩服。正是因为听老师讲课和读老师的书籍，看到癌症与血糖之关系，我才重视到癌症患者的血糖。

最近一个癌症患者血糖居高不下，我今天给加大了人参用量，也用了黄芪。看来是对的。此人心率一直很高，开始用倍他乐克一片有效，现在效减。我觉得不能再加量倍他乐克，因为虽然能降低心率，但是会造成射血量减少，后患很大。其实这种心衰，从中医角度讲就是气虚，补气方为正治。气虚也是血糖增高——实际上是糖代谢障碍导致营养不良的结果。是不是这样呢老师？"答曰：是。

真应了一句古语：大道不孤。

第十节　风邪与肺癌

风为百病之长，对肿瘤类疾病来说也不例外。肿瘤的产生绝不可能是一个成因，而是风邪为主的多种因素交织纠结所致。

首先，肿瘤的产生是虚邪之风与身形之风共同作用的结果。其次，风与寒热、津液等胶结日久，是形成多种肿瘤的重要特点。而瘙痒、疼痛、面目色变、多汗恶风、完谷不化、远处转移等则是风邪致病的外在表现。

还有，就是服祛风药或者软坚散结药后，往往瘙痒加重，这就是风邪外出的表现，也就是张仲景说的"痒为泄风"。下面这个病例就是风邪入里成瘤，药后瘙痒由重到轻的临床印证。

杨女士，70岁，淄博市人，全身荨麻疹40余年，左肺癌术后两个月，双肺多发结节。患者于2018年5月查体发现左肺占位，术后病理示浸润性腺癌，未行放化疗。

患者2018年6月份初诊于淄博市第四人民医院王三虎教授经方抗癌工

作室。我在辨病论治基础上结合辨证，开了海白冬合汤加味：

海浮石 30 克	白英 30 克	麦冬 30 克	百合 30 克
瓜蒌 30 克	生地黄 30 克	姜半夏 15 克	牡蛎 15 克
人参 6 克	紫菀 12 克	款冬花 12 克	甘草 12 克
白蒺藜 30 克	马齿苋 30 克	蝉蜕 10 克	乌梅 12 克
防风 12 克	龙骨 15 克	石膏 30 克	黄连 9 克
苦杏仁 15 克	当归 12 克		

2018 年 7 月 28 日淄博市第四人民医院王三虎抗癌工作室成立，患者前来复诊，诉服药后大便略稀，荨麻疹较前明显，服用氯雷他定控制，效欠佳。自认为服药后出现过敏反应，已停药数日。

我的分析是：过敏是西医的说法，我们中医要有自己的理解。与其说过敏，不如说是肿块松动、风邪得以外出的表现。舌质红，脉弦滑，证属风邪袭肺，血热生风，仍以原方为主，去人参，加槐花 15 克、连翘 30 克，石膏加量至 40 克。

2018 年 8 月 27 日患者复诊，诉全身游走性荨麻疹较前明显减轻，不需要服用抗过敏西药，后半夜易醒，眼干眼痛，乏力，牙痛，无烧心、反酸、口干、口苦，舌质红，有裂纹，苔少，脉弦滑。乃在前方基础上重用甘草清热解毒，继续将石膏加量，再加知母加强养阴清热，加细辛辛散通络止痛。

处方（颗粒剂）：

海浮石 30 克	紫菀 12 克	款冬花 12 克	甘草 30 克
生地黄 30 克	蒺藜 30 克	马齿苋 30 克	蝉蜕 10 克
乌梅 20 克	玉竹 30 克	防风 20 克	龙骨 15 克
白英 30 克	牡蛎 15 克	石膏 50 克	麦冬 30 克
百合 30 克	黄连 12 克	瓜蒌 30 克	槐花 15 克
连翘 30 克	姜半夏 15 克	苦杏仁 15 克	当归 12 克
菊花 20 克	知母 12 克	细辛 3 克	

（刘小超　整理）

第十一节 小量和大量

药物用量是中医不传之秘，因为不是一个简单问题。涉及面广，病症不同，年龄性别不同，身体素质不同，学术派别不同，地理环境不同，用药习惯不同，不一而足。

值得一提的是，现在人们抱怨的药物品质下降等问题，孙思邈《备急千金要方》早就说过了："或曰：古人用药至少，分两亦轻，瘥病极多；观君处方，非不烦重，分两亦多，而瘥病不及古人者，何也？

答曰：古者日月长远，药在土中，自养经久，气味真实，百姓少欲，禀气中和，感病轻微，易为医疗。今时日月短促，药力轻虚，人多巧诈，感病浓重，难以为医。病轻用药须少，重用药即多。此则医之一隅，何足怪也。

又古之医者，自将采取，阴干、曝干，皆悉如法，用药必根据土地，所以治十得九。今之医者，但知诊脉处方，不委采药时节。至于出处土地，新陈虚实，皆不悉，所以治十不得五六者，实由于此。夫处方者，常须加意，重复用药，药乃有力。若学古人，徒自误耳。将来学人，须详熟之。"

现在中医界有用药量逐渐增大的趋势，一剂煎药重量可达数斤，甚至以此炫奇。古代名医处方用药，多以药味精专、用量精当为度，如张仲景的五苓散名方等，量都很轻。叶天士、李东垣都以方小量轻为特点，值得学习。

岳美中老先生总结在以下几种情况时用药量要轻：一是上焦病，所谓"上焦如羽，非轻不举"。上焦疾患，要多采用花叶一类质轻的药物，而且用量也要轻，煎法不宜久煮，否则药过病所，疗效反差。

"盖气贵流通，而邪气挠之，则周行室滞，失其清虚灵动之机，凡觉实矣。惟剂以轻清，则正气宣布。邪气潜消，而室滞者自通。设投重药，不但已过病所，病不能去，而无病之地，反先遭其克伐。

经方医话·临证篇

川连不但治湿热，乃苦以降胃火之上冲；苏叶味甘辛而气芳香，通降顺气，独善其长，然性温散，故虽与黄连并驾，尚减用分许而节制之，可谓方成知约矣。"

其二是皮肤病。皮毛和人体之表都属于人体之阳位，非轻剂药物不能达之。所以治此部位的疾病，一般采用轻剂，如桑菊饮、九味羌活汤、升阳散火汤等，应区别风热、寒湿、火郁之不同分别予之。

其三是慢性病。病久体衰，加之长期服药，耗伤正气，不能急于求成，治疗的方法，只能像《中庸·三十二章》里说的那样，"暗然而日彰"。而用药物配成散剂及丸剂，小量服之，促进机体抗病能力的再生，通过渐积，慢慢起效，如春之回温，阳气布散，阴气自然消退，不期然而然。

樊正阳在岳美中老先生的基础上还有新意，首先认为药量与药效有关。

升麻小量升阳举陷，大量可败毒。

柴胡可疏肝解郁，也可解表，决定效果的在于量。

荆芥大量可发汗解表，常可用至 20 克甚至 30 克，小量 10 克以内就可疏风止痒。

薄荷小量可有疏肝解郁之功，量大就是辛凉透表之剂。

连翘常规剂量可败毒散结，为疮家圣药，大剂使用辛凉透表发汗，为温热要药。

桑叶常量使用可散风清热，量大投剂就凉血止汗。

白术常量可补土止泻，大量可润肠通便。

苍术常量可燥湿，大量可发汗。

红花小量养血，中量行血，大剂破血。

大黄、黄连、龙胆草小量可苦味健胃，量大作用就不同了。

枳壳、枳实量小可宽中理气，大量就破气破积。

厚朴量小走上宽胸，量大走下宽肠。

甘草量小调和诸药，益气补中，大量败毒。

其次，药量与病症有关。轻病用轻药，重症用大剂。还有药量与体质有关。也就是个体差异。酒量大小、饭量不同者，则人之禀赋不同可见；有浓茶终日不离口而不影响睡眠，有清茶一杯而夜不安寐者，则人之耐受程度不同可知。

药也如是，体质强弱、个体差异不同，则对药物的耐受程度也不同。仲景曰："强人可大附子一枚，干姜三两。"虽言之于四逆汤方下，然他方也如是。《素问·五常政大论》云："能（耐）毒者以厚药，不胜毒者以薄药。"

虽以毒药为例言，但也说明了用药剂量与体质有密切关系。儿童与老年用药剂量常小于壮年，女子用药剂量常轻于男子，个小体轻者用药常小于个大体重者，这都是常识。

另外，很有新意的是药量与味道有关。如为止痛，妄用大剂乳香、没药，虽药病似相合，下肚多有嘈杂之变；五灵脂等秽味之药用大量，多呕恶不适；苦参、龙胆草味既大苦，性复大寒，自然不宜多投、轻投。

第十二节　小方与大方

经常听到有人对其他医生的评价是方子过大。药味多就一定不好吗？不一定。我就是从小方开始治病的。单味大黄治疗痰热眩晕，生硫黄治遗尿，泽泻汤治痰饮眩晕，玉屏风散预防感冒，苓桂术甘汤治疗肿胀等，不胜枚举。现在这样的例子就少了。

2015年3月初，西安一老太因剧烈腹痛求诊，近几年有尿道鳞癌、宫颈癌病史。诊之面色青滞，表情痛苦，脐周腹痛肠鸣，遇凉加重，腹软未及肿块，自述大便黏冻状物，舌暗脉弦。辨为气滞血瘀，病情危重，勉拟枳实芍药散5剂，告知家属随时准备住院，方如下：

枳实 20 克	白芍 30 克	赤芍 30 克	薏苡仁 30 克
制附片 12 克	败酱草 30 克	炙甘草 12 克	肉桂 10 克
花椒 10 克			

家属要求开7剂。不料服药后腹痛大减，转危为安。

4月初复诊，自述服药后大便通畅，近来腹胀难忍，按之不胀痛，舌左边有豆大瘀斑，脉沉。上方加白术12克，当归12克，厚朴12克，水蛭12

克。此乃经方枳实芍药散、薏苡附子败酱散、芍药甘草汤加味取效，复诊加白术取枳术丸之意，加水蛭取活血化瘀之意。张仲景谓："腹不满，其人言我满，为有瘀血。"不觉已十余味，精简太难。

回想春节回乡期间，一老妇人受惊之后，心胸疼痛剧烈，发则浑身软困难支，心甚恐惧，每日三五发，住县医院半个月，虽发作次数减少，但患者认为病情不减，乃建议去西安血管造影准备放置支架云云。

刻诊：情绪低落异常，长吁短叹，极度衰弱貌，自谓发则手足冰凉，口唇发麻，欲言不能，胸满气短，坐则不足以息，但六脉平和，舌无异象，乃以癔症诊断，痰气交阻，心神不安，以温胆汤、逍遥散、瓜蒌薤白汤、肝着汤、甘麦大枣汤合方。

处方：

姜半夏 12 克	陈皮 12 克	茯苓 12 克	炙甘草 20 克
枳实 15 克	竹茹 12 克	郁金 12 克	柴胡 12 克
白芍 12 克	当归 12 克	白术 10 克	薄荷 12 克
佛手 12 克	瓜蒌 30 克	薤白 12 克	丹参 30 克
降香 12 克	茜草 12 克	大黄 8 克	旋覆花 12 克（包）
黄芩 12 克	大枣 10 枚	小麦 30 克	

坚持服药，病去七八，其间仅一次大发作，一次小发作，患者及家属均大喜过望。自述腹中拘胀，腰带处紧收感，停药则大便干燥难解，口苦多年，目涩，舌暗红，苔薄白，脉沉弦。上方改白芍为 30 克，加厚朴 15 克，金钱草 30 克。5 月初三诊，病情进一步好转，其间一次小发作，守方如上。

2015 年 5 月初来西安找我的患者中，还有一位值得说说。他是我当年在卫生院时的同事，因心痛频发，多次在省级医院住院，没查出器质性问题。中药没少吃，病情不见好。春节找我，反复述说病情，一日数发，痛苦异常，困惑无奈，几近崩溃。

索要前方，温胆汤加味，可能是考虑心脏神经症之类。我想，即使没有冠脉堵塞，但胸痹心痛证是存在的，既然已经用了痰热扰心的方药，直接治胸痹心痛好了，何况心动悸、脉结代是存在的。酌加化痰开窍之药也要另找方药，以免重蹈覆辙。病情复杂，只能几个经方合剂了。

处方：

瓜蒌 40 克	薤白 12 克	姜半夏 18 克	苍术 12 克
茯苓 12 克	杏仁 15 克	炙甘草 30 克	陈皮 12 克
枳实 15 克	生姜 5 片	生晒参 10 克	桂枝 12 克
麦冬 15 克	生地黄 30 克	火麻仁 30 克	大枣 6 枚
阿胶 10 克（烊化）	郁金 15 克	枯矾 2 克	葛根 30 克

后来诊，自述服药 28 剂，不仅病去大半，人也轻松清爽得多。如此处方，越加越多，病情使然，实属无奈。高明者也许有简单方药，浅学如我，只能如此。

第十三节　合病合方

我们中医临床和以往的医案中，本来辨病的机会不多，即使有，也绝大多数是从单一病症来论述的。张仲景在《伤寒论》中 7 次提到合病，5 次提到并病，也将"阴阳易差后劳复病"相提并论。

《金匮要略》除第一篇总论和妇科三篇的 18 篇章中，14 个论合病，如"百合狐惑阴阳毒""胸痹心痛短气病"，言外之意就是这些病互有联系，而且经常先后或夹杂，乃至同时出现。4 个独立论病，如疟疾、水气病、黄疸，都是诊断容易、个性明显的疾病。

我这几年在临床合病合方的机会很多，引用《易经·蒙卦》："匪我求童蒙，童蒙求我。"也就是想说：不是我想把事情搞复杂，而是事情本来就复杂，我们只能以复杂的方法解决复杂的问题，而不能以简单的思维看待复杂的事情。

2021 年 10 月 31 日接到患者微信："王老师好！感谢王老师这段时间以来为我诊治疾病，我的病基本上好了。最后这次的药只服了五剂，停了药 20 余天了，除了时有右胁肋部有局部胀结不适外，基本上不难受了。只是到后来眼周青黑特别明显，停下药后渐好。再次感谢王老师。"

翻看以前微信记录，2021年5月31日初次网诊："患者沈女士，46岁，胸闷、短气半年余伴心悸（室早），短气加重时咳嗽，咳白痰，说话多时加重，并头闷，不短气时很好，剑突下有紧缩感，有时向右胁肋部转移，打饱嗝儿和排气后缓解，饮食正常，排便不畅，小便正常。

不气短时睡眠很好。不用药时舌头发痒、燥，有种开水烫过的感觉，但喝少量热水，平素有点儿怕冷，不出汗。服用过泻心汤、枳实瓜蒌薤白桂枝汤、茯苓杏仁甘草汤等，有效但不持久彻底。"

视其舌红苔薄，我的处方：

桂枝 12 克	陈皮 50 克	枳实 30 克	瓜蒌 30 克
薤白 12 克	姜半夏 15 克	黄连 12 克	黄芩 12 克
党参 12 克	大枣 30 克	炙甘草 6 克	栀子 12 克
淡豆豉 12 克	竹茹 15 克	百合 30 克	滑石 15 克
代赭石 15 克			

看得出来，我是将枳实薤白桂枝汤、半夏泻心汤、栀子豉汤、橘皮竹茹汤、滑石代赭汤五方合用，治的是胸痹、痞证、哕、百合病，以补前医辨病粗糙、应用经方太过单一的不足。

2021年6月10日微信："上次网诊完共喝完10剂了，现在无心悸、胸闷、气短（喝第3剂药时就没了），偶尔会有一下气塞感，说话多了气急，剑突下那种紧缩感还有，有时像气泡样，转移在右胁肋部，感觉生气后更明显，打饱嗝和排气后舒畅，舌尖部仍有像刚喝完开水的感觉。

饮食正常，每日晨起大便为稀便，很痛快，小便正常，睡眠很好，偶尔会早醒（4点多）。下一步还需怎么治疗，烦请王老师帮助，我担心停药后复发。"舌红减，原方减桂枝为9克，加防己12克。

2021年6月26日第三次网诊："至今共服用（12+14，有防己）26剂药了，症状逐渐减轻，目前剑下及右胁肋部紧缩不适感也缓解了不少，说话多了会明显，一天中排气多，排气后明显减轻。

偶尔有气紧和胸部憋胀不适，尤其这次例假前有两天很难受，例假完了不气紧了，剑下和右胁肋部不适也减轻了不少。舌尖部还会有喝过开水的感觉，但口中感觉舒服了不少，大便每天一次，为稀泥便，睡眠好，饮食好，不明显口渴。"原方加竹叶 6 克。

2021 年 7 月 15 日第四诊："感谢王老师！我的病在抽丝剥茧中逐渐向好。目前说话时心下支结的感觉几乎没有了，偶有右胁肋部气结的感觉，静息时明显，活动时没感觉，肠鸣排便后舒服。偶尔会有心悸，空调房待得时间久了感觉气塞。

午后仍有舌头像喝了开水的感觉，吃凉的后更明显，偶尔睡起来后舌头两侧会痛，但很快可缓解，近一周来每天大便两次稀便。睡眠、饮食都好。阶段性的下巴起痘痘，接下来我的病该怎么诊治？上次的药喝了 14 剂，第 10 剂时心下支结的感觉没了。"上方加郁金 12 克。

2021 年 8 月 2 日第五诊："感恩遇到您！近日病情变化不大，仍有走路太快时心慌，期前收缩发作，停下走路歇一会儿能好转，阵发性的右胸胁部胀、闷及气结，好像有一股气行走不畅，有时会有右侧胸或背疼痛感，活动后不适症状改善，有时有气上冲的感觉，偶有头痛。

近两天睡眠质量差，起床后困乏，近来肠鸣不明显了，大便也没以前稀了，仍有舌头发热、痒的感觉，午后更明显，有时舌苔会稍黄，眼睛周围发青黑。今日查胸部 CT、心脏冠脉 CT 均未发现异常。目前为止共用药 54剂。"再加生地黄 50 克，取百合地黄汤意。

2021 年 8 月 24 日第六诊："最近乏力明显，说话多了乏力明显，并伴有头闷，总想吃点儿东西，饥饿时特别难受。说话多了还有那种胸骨后或右胸部气结不适感，休息后可好转，偶尔还有心悸，近日总想嗳气，每天两次稀便，排气多，舌头稍有痒、麻不适感，但较前减轻。眼睛发困，眼周黑眼圈明显。既往一年前胃息肉切除。麻烦王老师再给我诊治。我还想问一下代赭石长时间服用会不会有副作用？"

矫枉过正，必须缩小剂量，减少凉药，增加补气药。处方：

桂枝 9 克	陈皮 20 克	枳实 10 克	瓜蒌 30 克
薤白 12 克	姜半夏 15 克	黄连 12 克	黄芩 12 克
党参 18 克	大枣 50 克	炙甘草 12 克	栀子 12 克
淡豆豉 12 克	竹茹 15 克	百合 30 克	滑石 15 克
郁金 12 克	生地黄 50 克	黄芪 20 克	

2021 年 8 月 31 日第七诊："这次的药喝了 3 剂，感觉很好就停药了，结果昨晚彻夜难眠，几乎一夜未合眼，需要继续喝吗？我这病得喝多久？犯愁了！"答曰：不停。

2021 年 9 月 19 日第八诊："我的病又有所好转，近期这 14 剂药是 2 天服 1 剂，每天 1 剂大便次数多，身体有点儿受不了。现在没有气短了，偶尔会有心悸，时常两乳房胀，双侧肋缘不适感，右侧胁肋部感觉闷闷的，不畅，就像胸罩勒得紧似的，松松胸罩感觉舒服，有时由坐位换成站位也会改善，工作着急时感觉难受加重，长时间大声说话后不适感加重，但较前轻多了。

舌头仍有麻的感觉，午后稍有发烫和苦，有时午睡后会流口水，睡眠好，不耐劳累，但不像以前那么乏力了。饮食、睡眠好，服的药少了大便不畅，感觉没排尽，不干。两眼周发青黑。3 个月没来例假了。烦请王老师为我诊治，目前为止共用药 85 剂了。""近日两乳头衣服磨蹭感到疼。"

乃在前方基础上酌加理气止痛药。处方：

桂枝 9 克	陈皮 20 克	枳实 10 克	瓜蒌 30 克
薤白 12 克	姜半夏 15 克	黄连 12 克	黄芩 12 克
党参 18 克	大枣 50 克	炙甘草 12 克	栀子 12 克
淡豆豉 12 克	竹茹 15 克	百合 30 克	滑石 15 克
郁金 12 克	生地黄 50 克	黄芪 20 克	川楝子 12 克
延胡索 15 克			

接下来，就是文章开头的微信了。和盘托出，不避简陋，旨在提供真实详细的信息。我信有知我者。

第十四节　再说合病合方

由于这个话题太过新颖，或者是我的叙述方式不够明晰，也可能证据不够充分，总之，公众号"王三虎"2021 年 11 月 6 日发表的"合病合方"

一文，不管是点击量还是留言讨论，远未达到我的期望。"智慧如灯"的话虽不乏自谦，也有一定的代表性，如"此案的确复杂，像我这种水平理不出来头绪，有启发""生手可以抽丝剥茧，高手就合病并治了"。

2021年11月9日在西安益群国医馆门诊部，一个患者语言文字双管齐下，极尽恭维之辞，以致我不便引用。但文中"经方疗效爽"还是非同凡响，势必是患者本人的意思。

原来这位46岁的韩女士，2021年10月3日初诊，以诗言病，叙述半年来的诸多不适，如"入夜困乏难久眠""一言不合火难压""小便略黄十余载"等。概括主症有：恶风寒，大便干，腹痛，面黄，尿黄，小便不利，有汗，失眠，舌暗红，苔薄，脉沉。

辨病：太阴病、厥阴病、百合病。

证属：外有风寒，内有郁热，瘀血内阻。

选方：桂枝加大黄汤、四逆散、百合地黄汤。

处方：

桂枝12克	白芍12克	大枣6枚	甘草10克
生姜4片（自备）	大黄10克	赤芍30克	柴胡10克
枳实15克	百合50克	生地黄50克	

15剂，日1剂，水煎2次分服。

后来患者形容"小便畅似水龙头开了，大便畅快了。失眠于立冬后好转"。我在辨病方面增加失眠，用方增加交泰丸（黄连10克，肉桂6克），成了四病用四方。24剂。

如果不深刻理解短短太阴病篇仅有8条，竟然有桂枝汤及其3个加味方，很难想到受寒腹痛用桂枝加大黄汤；不理解百合病"百脉一宗，悉致其病也"，就不会在患者用12行诗叙述病情之复杂性时诊断为百合病。

没有百合的"利大小便"（《神农本草经》），效果就不会出奇。本案也佐证了合病是合方的前提和依据，也提示，看似纷繁复杂的病症，往往有章可循，有方可用。中医若长期丢掉了辨病论治这个长处，恐将损失惨重！

第十五节　有归经不唯归经

归经理论的提出，是宋以后医家归纳、提炼、总结用以简明扼要、提纲挈领说明问题的，对初学者有益。我现在为什么不太提归经（理论）呢？因为我已经找到它（药物）最直接的证据了，还要再说它归哪一经吗？常用的药物已经有了针对性很强很具体的疾病和适应证了，所以基本上会忽略（归经理论）。

归经是一种说法，但是当我们说石膏能消胸中的结、能消颌下的结的时候，石膏归什么经？这时候归经倒反而显得阻碍了我们对药物更多的认识，所以我就不太提归经。张元素、李东垣强调药物归经。作为教学容易掌握，现在《中药学》教材把它作为一种模式，所以这就是教材，不写也得写。

《神农本草经》就不是这样写，说它治什么病就对了。当然教材也是一种发展，它相对规范、全面、系统，但是在这过程中，难免有些东西就丢了。还是张景岳说得好："岂谓某经某药必不可移易，亦不过分其轻重耳，故如阳明之升麻、干葛，未有不走太阳、少阳者。""大凡寒凉之物皆能泻火，岂有凉此而不凉彼者？但当分其轻清重浊，性力微甚，用得其宜则善矣。"

假如我们按照槐米（槐实、槐花）归肝与大肠经的传统认识，就丢掉了现代药理证明槐米治疗黑色素瘤、肿瘤骨转移、乳腺癌、子宫内膜癌等用途了。因为我们不再看《神农本草经》"主五内邪气热。止涎唾，补绝伤。五痔火疮，妇人乳瘕，子脏急痛"这些具体记载了。

我根据蛇床子散仲景作为"温阴中坐药"，和《神农本草经》"主妇人阴中肿痛，男子阴痿湿痒。除痹气，利关节，癫痫恶疮"，用其治疗妇科肿瘤、阳痿、皮肤湿痒、关节炎、癫痫等，远比从蛇床子归肝经，然后从肝的生理功能、肝经的运行路线来推导更自信和准确。

疾病是复杂的，药物是多能的，不要老用简单的道理或已知的常识解释特殊的问题。五脏的重要性不言而喻，但所有疾病都拐弯抹角地用五脏理论、五行生化来解释，只能落个理论很丰满、现实很骨感。就连最常见的肾其华在发，也不能有效地指导白发的治疗。所以，我对于归经理论的观点是——有归经不唯归经。

第二章

肿瘤漫话

第一节　肿瘤古今常见病

随着传染病、寄生虫病、新生儿疾病、感染性疾病等严重危害人类健康的疾病的猖獗之势渐减，肿瘤的发病率才显得居高不下。其实，自古及今肿瘤都是人类的常见病、多发病，也是历代医家力求攻克的疑难病。肺为娇脏，首当其冲。

张仲景对于肺痿（肺癌）的病名、病位、病因病机、鉴别诊断、分型论治、预后判断的论述已经是古代中医宝库中辨病论治最有代表性、最全面、最能指导临床实践的部分。但决不偶然，至少说明在汉代肺痿（肺癌）就是常见病、多发病。不然，他怎么有那么多见识和经验。

中国古代最大的百科全书《永乐大典》，参与编纂者达三千之众，"包括宇宙之广大，统会古今之异同"，宋元明初以前佚文秘典，尽收其中，够大样本了。

在其妇人症治部分，肿瘤占到所收 16 个病症的一半，分为妇人积聚论、妇人疝瘕、妇人疝瘕肠蕈、妇人癥瘕、妇人食症、妇人积年血癥块、妇人八瘕、妇人腹中瘀血 8 种，不厌其烦，绝非随意为之，而是体现出作者展示我国妇科肿瘤诊治成果的豪迈之情和希望后人有所突破的双重心理。

其中最后的"妇人腹中瘀血"未必就是肿瘤，但作者在第一段收编《诸病源候论》"瘀久不消，则变成癥瘕积聚也"，一语道破天机——预防为主，要治未病。

在《永乐大典》的骨蒸部分，重心还是放在肺痿（肺癌）和腹部肿瘤造成的骨蒸发热方面，不要说现代中医的书编得厚，要论肿瘤发热，也就一两页，几个证型而已。

在《永乐大典》的骨蒸肺痿部分，首先引用《太平圣惠方》关于肺痿病因的论述，醒人耳目："若人劳伤不已，邪气干于肺，则壅主热，故吐血胸蔽，短气，咳嗽不止。痰甚多唾，时发寒热，肌体羸瘦，乃成肺痿之病也。"

次录论方 25 条。骨蒸疬癖论，列《外台秘要》之论于前："凡患癥癖之人，多成骨蒸，不者即作水病。"直接指出腹部肿瘤（恶性）不仅易合并发热，还常合并腹水，高见，真正高见。

其次录论方 23 条。内容丰富，远非现代中医的想当然。而治骨蒸肺痿多用人参、地骨皮，治骨蒸疬癖多用鳖甲、大黄、柴胡，倒也古今相通。

就是现在教科书所谓的中医内科四大症——风、劳、臌、膈，后两种就是肿瘤，也占一半。如果说臌、膈中也有肝硬化腹水、食道失弛缓症等良性疾病，那么，风、劳中就未必不包括脑瘤、肿瘤脑转移以及肿瘤造成的虚损。事实上，即使在中医内科中，肿瘤几乎涉及各个分支专科，所以，肿瘤诊治研究的重要性还须更加重视。

第二节　中医治疗肺癌源远流长，方法多样

癌症已经成为我国死因第一的病症，而肺癌则是发病率最高的癌症，严重影响着人民的生命和健康。随着人口老龄化、农村城市化、城镇工业进程加快，以及人类生活环境污染与人们不良生活习惯等因素的影响，肺癌的高发病率和高死亡率已成为全球关注的大问题。

由于肺癌一经病理确诊，80% 已属晚期，失去手术治疗机会，我国肺癌治疗总的五年生存率 8% ～ 14%，所以总的来说，疗效不尽如人意。而中医治疗肺癌源远流长，方法多样，效果可靠。中医药在治疗肺癌中应该而且已经发挥着重要作用。

几十年来中医药在有关肺癌的诊疗方面，疗效不断提高，研究不断深入，但是在整个医学领域还没有达到举足轻重的地位。究其原因，是以往过于着眼于辨证论治，注重秘方验方，急功近利，而缺乏对肺癌与中医疾病对应的深入研究。

我在认真钻研中医经典、深入思考、详细观察的基础上，在博士论文

《肺癌中医病证的理论与临床研究》中首次提出了肺癌就是中医的肺痿、肺癌可从肺痿论治的新观点和系统理论，明确指出，早在汉代，被誉为医圣的张仲景就有丰富的诊疗肺痿的经验，有 6 个专门的方剂，后世医家又补充了 2 个有效方剂。按照这个思路，大有柳暗花明、豁然开朗之感。

理论的提高，必然带来实践上的进步。近 10 年来，我在治疗恶性肿瘤的过程中，以肺癌患者最多，疗效最好。国内求诊肺癌的患者涉及十几个省市。在人民卫生出版社出版的专著《中医抗癌临证新识》一书中，肺癌的篇幅就达 30 页，其中典型病例就有 10 例。

我以为，哪个医生都想把病治好，但满腔热情并不能代替科学探索。只有新的思路、新的方法，才可能有更好的结果。疗效是硬道理，患者只有在治疗中得到好处，才会持之以恒。

正因为继承了中医经典的优势，将中医经方麦门冬汤、射干麻黄汤、人参蛤蚧散等古为今用，才会事半功倍。同时，吸收现代研究成果也很重要。如常用的白英、海浮石、葶苈子、九节茶、青天葵等，都是老药新用。

当然，临床上并不是只能用原方，而是经常加减变化，进而形成新方、专方。我创制的治疗肺癌最基本证型——气阴两虚、痰浊犯肺的海白冬合汤就是其例。

药物组成：

海浮石 30 克	白英 30 克	麦冬 15 克	百合 12 克
人参 10 克	生地黄 20 克	瓜蒌 15 克	半夏 12 克
玄参 12 克	穿山甲 10 克	鳖甲 20 克	生牡蛎 30 克
灵芝 10 克	炙甘草 10 克		

功效：润肺散结，益气养阴。

主治：肺癌初中期之气阴两虚，痰浊犯肺证。

症见：咳嗽，咽喉不利，浊唾涎沫，气急，胸痛，或痰中带血，发热，舌红而干，苔少或花剥，脉虚数。

本方是在"肺癌可从肺痿论治"的观点指导下，从经方麦门冬汤化裁而来。方中海浮石化痰散结，人参气阴双补，为君药；白英清肺解毒力专祛邪，麦冬、百合、生地黄助人参滋阴润肺，瓜蒌、半夏助海浮石化痰散结，为臣药；玄参、穿山甲、鳖甲、生牡蛎软坚散结，灵芝止咳平喘，为佐药；炙甘草止咳化痰，调和诸药，为使药。

全方共奏益气养阴、润肺散结之功，符合肺癌气阴两虚、痰浊犯肺的基本病机。本方作为广西柳州市中医院协定处方，在肿瘤科病房应用6年来，约有600位肺癌患者服用过此方，药性平稳，疗效可靠。

河北现代医学肿瘤研究所网站《中医对肺癌病因病机的认识》一文首先引用了我的观点："肺癌的发生与正气虚损和邪毒入侵关系密切，正气内虚、脏腑阴阳失调是该病的主要基础。王三虎等认为，肺癌是因虚致实，虚实夹杂，本虚以阴虚、气阴两虚多见，标实以气滞、血瘀、痰凝、毒聚为主，病位在肺，与脾肾关系密切。

由于正虚毒侵，肺脏失去正常生理功能，肺气不宣，宣降失司，气机不畅，由气滞导致血瘀，阻塞经脉，津液输布不利，郁结为痰，痰与瘀交阻，日久逐渐形成肺部肿瘤。"

中日友好医院中医肿瘤科黄金昶博士在网站上发表验案："一女性患者，为左肺肺泡癌，2002年曾在某肿瘤医院手术，术后病理为肺腺癌，纵隔部分淋巴结转移……王三虎教授的《抗癌进行时》中其学生说王教授治疗肺癌效果好，应用海白冬合汤，然而没有说到有肺部肿瘤消失的，多为门诊病例，中药书上说海浮石说是化顽痰，贝母、瓜蒌、半夏只是化痰，力量应比这些药强，同时我喜欢附子，应用附子不便应用半夏，可用海浮石代替半夏。

这时期我应用海白百冬汤治疗肺癌症状改善明显，生活质量明显提高。"

"一例患者说明不了太多问题，我门诊有许多肺癌患者，试用我的治法效果也很满意。下面我再介绍一个病例，老年男性患者，右肺中分化腺癌术后，家属不让患者知道病情，未予放化疗，经别人介绍找我看病，服药8个月，复查未见转移复发迹象。

去年春节开始找到某中医院呼吸科一老大夫，看了6个月，右肺复见一4厘米大小肿物，气短、无力、痰咸，反复上感，再次找到我，我用生脉散、海白冬合汤、金水六君煎，加壁虎30克、附片60克，症状迅速缓解，

4 个月后 CEA 降至正常，肿物开始缩小，目前正在治疗中。"

医学教育网无名氏的文章也能说明一些问题："西安王三虎教授的《中医抗癌进行时》，去年已读过一遍，不少内容确有会心，他拟就的海白冬合汤治疗肺癌的经验，笔者配合金沸草散等验方，治疗了众多肺癌患者，的确效果不错，尤其是在改善病友咳嗽、咯血、痰多、喘促等方面。仅供参考。"

广州番禺某女士，2006 年因家公陈先生患肺癌，按照《中医抗癌进行时——随王三虎教授临证日记》一书的线索，找到柳州求医，两次往返，多次寄药，治疗 3 年，竟告痊愈。

尤其值得一提的是，其间突发胸痛难忍，当地医院用吗啡一类止痛药无济于事，老先生坚决要求再赴柳州找我，结果我以胸痹肺痿合病论，用瓜蒌薤白半夏汤合葶苈大枣加味，3 剂疼痛若失，10 天后出院。

有人污蔑中医，往往说那是心理暗示，不是真本事。我想，但愿这种心理暗示来得再多一些吧。2010 年 9 月，我曾到其家顺访，其健壮如初，前门养鸡喂鸭，后门捕鱼摸虾，整天忙得不亦乐乎。

由黄女士介绍来诊的肺癌患者叶先生，也用我开的中药近 3 年，自己经营药房，状如常人。这次顺访，其夫妇子女相见甚欢，可惜照片质量不佳，不好意思展示了。

在长时间的临床实践中，我体会到失眠是造成肺癌的重要原因。多因诸事繁杂、用心过度、心火亢盛、心火刑金、娇脏之肺受伤而成。所以，我于临床特别重视调治患者的睡眠情况，常能收到不期然而然的效果。

2010 年 12 月，广州来了同为肺癌术后的表兄妹，每人带了两个月的药，下面是半个月后的网络聊天信件：

（2011-01-07 22:43:51）快乐 * 如花 *

王医生：您好！我是广州江门的周小姐。早就想给你留言了，因为没上网，就到现在才给您汇报一下我和我表哥吃了您的药之后的情况。

您开的药在我和我表哥吃了大概十天左右就有效果了，表哥中午能睡觉了，以前是不但晚上睡不了，中午也不能入睡的，现在好多了。谢谢你。

我吃了您的药之后喉咙咽不下东西的毛病改善了很多，到现在为止，我是基本上都能咽了，当然，吃得太急的话还是不行，但已经可以很快吃完一顿饭，体重也上升了3到4斤。

只是肠胃还是有问题，消化可能有问题，有时候会突然拉肚子，也会一天拉几次大便，都是在刚吃了饭的时候，大便是见得到没消化的，前天还拉了一次是有泡泡的大便，想请教王医生，我该加些什么药一起吃吗？

您的药很好，这段时间我感觉自己精神上也特别好，就是消化方面还要您指导一下。望指教！谢谢！

（2011-01-09 22:38:22）桂中王

你炒菜多放些花椒。

（2011-01-10 13:03:05）快乐 * 如花 *

好的，我试试，我也喜欢吃花椒。谢谢王医生。

时间是判断疗效的标尺。王星在《中医抗癌进行时——随王三虎教授临证日记》中，2003年9月4日记载："今日门诊，肺癌患者就有6位，分别为第20、23、37、1、26、1次就诊，而且其中2个初诊患者均为原先的肺癌患者介绍而来。目前西安城内在王老师处治疗的肺癌1年以上的患者就有60多位。"

2010年11月27日我在柳州市中医院门诊的53个患者中，肺癌患者也有6位，分别为第3、4、1、105、296、175次就诊，前后对比，不言自明。柳州一离休干部得了肺癌脑转移，多个医院均认为其生命不会超过3个月。家属要求中医保守治疗。

我制定了中医中药结合放疗的方法。收住院后，因子女意见不一而迟迟不能放疗，这让我大发脾气，当面训斥，才使患者得以按计划进行治疗。结果疗效远远超出家属的意料，成为一段佳话。桂林离休干部患肺癌，专门住在柳州跟我治疗已4年。《中医抗癌临证新识》一书中记载的汪先生，肺癌术后复发，到2011年1月20日已跟随我治疗5年整，几无病态。

广西柳州市陈某，男，69岁，于2001年11月行右上肺叶楔形切除术，术后病理提示：右上肺高分化腺癌。术后予放化疗及免疫治疗，病情得到一定控制。

2004年4月复查CT提示右肺癌复发，行局部放疗后。于2004年10月19日初诊至2012年4月19日已经7年多，前后就诊350余次，服用金龙胶囊 240 盒,并经常配合中药海白冬合汤化裁。生活质量高,心宽体胖,多地旅游,无明显不适。

胸部肿瘤是否彻底消失,尚未可知。因为患者拒绝检查。以为自我感觉良好,何必空添负担。当初家属只求看到 2008 年的北京奥运会,后来已经可以看 2012 年伦敦奥运会了。

我要奇迹癌症病友网发表于 2007-12-18 23:24 的内容,复制如下:"以下是引用 fengwenhao 在 2007-8-24 17:27:06 的发言:请问大家,柳州中医院的王三虎教授,大家听说过吗?我在网上看到他对肺癌很有研究,大家有用过他的药吗?谢谢!我在柳州,我妈妈就吃的王教授的药,我妈叫他老虎教授。

妈妈是低分化肺腺癌骨转移,骶尾骨疼痛,化疗 5 次后太难受了才转到老虎教授那里吃中药。喝中药,艾草熏脚底,针灸(做了几天太痛了就不做了),做了 20 天的骶尾骨局部放疗,前几天出院的,住了有 40 多天,现在回家继续喝中药。

我觉得妈妈现在脸色啊、精神啊,比原来第五次化疗结束的时候好很多,胃口也可以,每天到楼下唱歌散步,不过她一直没有太严重的症状,除了尾骨疼痛,基本不咳嗽。不过我看中药方子,大多是补骨头和扶正的,没有大家说的抗肿瘤的半枝莲、白花蛇舌草什么的,复方斑蝥胶囊好像是杀坏蛋的,还开了益血生胶囊。

出院前检查癌胚抗原降到 12ng/mL(化疗前 98ng/mL,化疗中期最低 18ng/mL,第五次化疗完是 32ng/mL!),白细胞 5.4×10^9/L,轻度贫血。第五次化疗结束后开始喝癞蛤蟆汤,我们是去皮去内脏的,怕中毒,我觉得这个可能对提高白细胞有用,因为之前白细胞总是 3×10^9/L 左右,最低 1.3×10^9/L。

当然,现在的状态看起来不错,我觉得应该也有化疗的功劳,虽然到后来癌胚抗原又涨了,在医院化疗打免疫针近半年,现在不太容易感冒了,之前很容易感冒。如果一开始就求助中医,可能见效慢吧。而且妈妈在我的鼓励和爸爸的精心照顾下,信心十足且能吃东西,我觉得家人的照顾也非常重要!

希望这个信息对你有用。我也是在奇迹论坛看到有人提到王三虎教授才去找他的！拿着片子在他诊所门口徘徊了好久，眼泪在眼眶里打转，仿佛看到了救世主似的那感觉！现在看来找对了！谢谢奇迹论坛！"

尽管中医治疗肺癌目前取得了较为满意的效果，但单独用中药的机会还是不多。患者及家属常常希望单用中药治疗，我们还是要客观对待，陈述利害。不要站在中医或西医的立场上，而是要站在医生的立场，一心一意为患者的利益着想。

1999年12月，西安一肺癌患者因血小板太低不能手术要求中药治疗，我硬是边治疗肺癌，边治疗血小板减少，2个月后，终于顺利进行手术。后坚持中医治疗，至今健在。

信之笃，在肿瘤临床尤其重要。因为肿瘤症状多而难解，病情容易反复，难免患者见异思迁，改换门庭，另找高明。岂不知，给医生留有充分的思考过程，给以充分的信任，恰恰是正确的选择。所以患者常在病情反复甚至加重抑或旷日持久经济堪忧的情况下还能对我信之不移，"千万里，千万里追随着你"。

江苏孙老先生，2017年8月右肺癌术后就千里迢迢飞来西安找我吃中药，前后30余个来回，其间还做了左肺癌手术，花药费30余万，可谓拿钱买命。2022年6月2日下午，又在西安西华国医门诊求诊。主诉：咳嗽痰中带血3个月，时断时续。尽管今日复查未见癌症复发，因痰中带血就诊，患者对我仍信任有加。

诊间患者谈笑风生，诉先服云南白药有效，后渐无效，症状加重，血色暗红。我谓学生，围肿瘤期的问题，也要方证相应，虽然开处方远比开一个中成药复杂得多，但效果理应更为确实持久。以百合固金汤、海白冬合汤、黛蛤散加味，不离肿瘤，不泥肿瘤。

处方：

百合 30 克	生地黄 30 克	熟地黄 30 克	玄参 30 克
桔梗 10 克	麦冬 30 克	白芍 15 克	当归 15 克
川贝母 6 克	海浮石 30 克	白英 30 克	地榆炭 30 克
藕节 30 克	青黛 3 克	海蛤壳 30 克	

经方医话·临证篇

王三虎

30 剂，日 1 剂，水煎服。

肺癌预后判断，中医也有优势。看看《金匮要略·肺痿肺痈咳嗽上气病脉证治第七》原文："问曰：病咳逆，脉之，何以知此为肺痈？当有脓血，吐之则死，其脉何类？

师曰：寸口脉微而数，微则为风，数则为热；微则汗出，数则恶寒。风中于卫，呼气不入；热过于荣，吸而不出。风伤皮毛，热伤血脉。

风舍于肺，其人则咳，口干喘满，咽燥不渴，多唾浊沫，时时振寒。热之所过，血为之凝滞，蓄结痈脓，吐如米粥。始萌可救，脓成则死。上气，面浮肿，肩息，其脉浮大，不治。又加利，尤甚。"

王旭高《西溪书屋夜话录》："曾有一病人，年约十三四，其母呼之出外厢诊视，其面色青黄而无和悦之气，目向下视，亦不转瞬，其脉小，身无热，问其疾苦不答。其母代言曰：咳嗽十余日矣。

余处以平常治嗽套方一剂，明日即死。余闻之骇然，自咎识浅术疏。后又遇一船家，年约四十，面色虽不青，然神呆目睛不转，脉亦小，病咳嗽气急，问其疾不答，余即回却，后两日果死矣。

此属肺绝证，经曰：'肺绝之脉，如风吹毛'，盖言其细也。前二证神气已离，其死必矣。"

这两例虽不能和肺癌划等号，但有望切诊的参考价值。

第三节　寒热并用经方的继承和发展

方剂作为中医理论与临床经验融为一体的结晶，是中医特色的重要支柱。从某种意义上说，中医就是随着方剂的产生而产生，随着方剂的增加而壮大的。张仲景《伤寒杂病论》的 260 多首方剂，已成为中医理论体系发展成熟的显著标志，并被后世誉为经方而赞誉不绝。

其中寒热并用的经方以其独特的配伍、良好的疗效与广泛的适应证而受到历代医家的重视。笔者少读《伤寒》，学专经典，在多年的临证实践中对寒热并用的经方情有独钟，在解决了临床应用指征后，常能于疑难疾病中出奇制胜，以至在此基础上提出了"寒热胶结致癌论"的新观点，为经方在恶性肿瘤中的广泛应用提供了理论支持和实践依据。

一、寒热错杂的临床表现

半夏泻心汤等经方寒热并用、辛开苦降治疗寒热错杂的心下痞几乎是中医的常识，而且以之治疗消化系统等疾病而获效良好、津津乐道者大有人在。但是对寒热错杂的解释往往是抽象的，可操作性差。

也就是说，寒热错杂的外在表现以往未见准确论述。笔者于20世纪90年代初就提出：光凭仲景所谓"但满而不痛者，此为痞"，是难于准确而有把握地运用半夏泻心汤等寒热并用经方的，"有诸内必形诸外。寒热错杂于中，必然可见寒热之不同表现于一身。

如口渴、唇干、舌红、苔黄与心下痞闷，腹部胀满遇寒则甚，不欲饮，或大便清稀，或小便清长。

也可见舌苔黄质淡，或舌苔白，小便黄。

也可见心下痞满，胀痛不舒，遇寒遇热均感不适。

也可见舌红，口渴，大便溏，或便秘而小便清长等，很难用单纯的寒证或热证解释"。也就是说，寒热错杂的外在表现，才是应用寒热并用经方的临床依据。

二、寒热并用经方的临床应用

临床指征明确后，运用起来就机会多多了。如半夏泻心汤治疗萎缩性胃炎案、乌梅丸治疗神经性呕吐案、干姜黄芩黄连人参汤治疗上热下寒案等，这些都是我在40岁前后的案例，此不赘述。

仁者见仁，智者见智。由于寒热并用经方在临床上的得心应手，我在许多疑难病的诊治中，往往能从寒热并用经方中找出思路，并重读经典，推陈出新。

如温经汤见于《金匮要略·妇人杂病脉证并治第二十二》："问曰：妇人年五十所，病下利数十日不止，暮即发热，少腹里急，腹满，手掌烦热，唇口干燥，何也？

师曰：此病属带下。何以故？曾经半产，瘀血在少腹不去，何以知之？其证唇口干燥，故知之。当以温经汤主之。"

温经汤由吴茱萸、当归、川芎、芍药、人参、桂枝、阿胶、牡丹皮、生姜、甘草、半夏、麦门冬组成。该方配伍严谨，用药精辟，疗效显著，临床应用颇多。然现行《方剂学》和《金匮要略》教材，均认为本方是一首主治冲任虚寒、瘀血阻滞的方剂。

笔者认为，温经汤是寒热并用之方。以往的解释对方中牡丹皮、麦冬要么视而不见，要么肆意曲解。温经汤证中暮即发热，手掌烦热，唇口干燥何以为寒？张仲景是举热而略寒。因为既然是温经汤证，寒证的表现就不言而喻了。有鉴于此，笔者善用温经汤治疗寒邪化热、寒热错杂的子宫肌瘤等疾病。

例如：陈女士，42岁，广西柳州市人。2008年7月7日B超发现子宫多发肌瘤、子宫腺肌病。不愿意手术剔除，要求中医治疗。

刻诊：少腹隐痛，喜温喜按，得温痛减，失眠，饮食、二便调，舌淡暗苔薄，脉弦。

B超：子宫多发肌瘤（最大约43mm×35 mm×28mm），子宫腺肌病。

辨证为寒热错杂，气滞血瘀，方选温经汤加减。

处方：

肉桂6克	吴茱萸6克	干姜6克	延胡索15克
五灵脂10克	小茴香6克	三棱12克	莪术12克
夏枯草20克	生牡蛎30克	当归12克	赤芍12克
牡丹皮12克	麦冬12克	鳖甲30克	

3剂，日1剂，水煎服。

2008年7月13日第2诊，诉少腹痛明显减少，寐可，舌脉同上。药已对证，继续原方45剂，无主观不适，2008年11月11日复查B超，子宫肌瘤消失。

三、寒热并用经方在癌症寒热胶结证中的应用

笔者在肿瘤临床上，尤其注意寒热并用法治疗癌症，每每能药性平稳，

渐次取效，消积聚于潜移默化之中。尤其是食管癌、胃癌、宫颈癌的治疗过程，往往是寒热并用的过程。这可能至少是连续用药数百剂，坚持几年时间跟随我单纯用中药门诊治疗的一批癌症患者选医择药的原因之一。

其中也提示，癌症的寒热并见，有别于普通疾病的寒热错杂，而是寒热胶结。小柴胡汤仅用柴胡、黄芩、半夏、生姜、人参、大枣、甘草这7味药，就是寒热并用的典型，具有补泻兼施，和解表里，疏利枢机，恢复升降，通调三焦，疏肝保肝，利胆和胃等功能，适应证非常广泛，尤其与癌症的寒热胶结、升降失常、正虚邪实的病机相当合拍。

对于肝胆胰等部位的恶性肿瘤以及化疗、介入治疗等引起的恶心呕吐、食欲不振、头晕目眩、口苦咽干、胸胁腹中疼痛、发热不退等，只要遵照仲景的名言"但见一证便是，不必悉具"，及时应用小柴胡汤往往能收到较好的效果。

再以黄土汤为例，以往其作为阳虚便血的主方，事实上，该方是寒热并用的，白术、附子散寒，干地黄、黄芩清热凉血，阿胶养血止血，甘草、黄土扶脾和中。临床上结、直肠癌由于出血过多，阴损其阳，由初期的大肠血热成毒，演变到晚期的寒热胶结，正虚邪实，血出不止，才是黄土汤的主症。张仲景的条文排列寓意深刻，刘渡舟教授曾就《伤寒论》的条文排列专门探讨，颇多启迪。

在黄土汤证的前一条，即第十四条"吐血不止者，柏叶汤主之"，也是寒热并用的。即凉血止血的侧柏叶和温阳止血的干姜、艾叶，共同应对胃中寒热胶结的吐血。现在看来这种吐血多半是胃癌所致。对于胃癌，以胃脘痞满为主症，我最常用的经方是半夏泻心汤，再酌加乌贼骨、浙贝母、土贝母等。若以腹痛为主，则以黄连汤为主方；若以腹泻为主，则以乌梅丸为主方。

四、典型病例

胃癌术后肝转移案

冯某，男，55岁，西安某学院教师。

2001年12月6日初诊。患者胃中分化腺癌全切术后10个月，肝转移部分切除 4 个月，已化疗 4 次。

刻诊：精神差，乏力，吐黏痰、食物，时噎，矢气多，腹中雷鸣，平素不能食凉，但吃饭过多则火胜牙痛。舌暗苔厚，舌有齿痕，脉滑。

此乃寒热胶结，气机窒塞，胃失和降上下不通所致。法当寒热并用，辛开苦降，疏上通下。

方以半夏泻心汤化裁：

党参 12 克	干姜 5 克	黄连 6 克	黄芩 8 克
半夏 6 克	苏子 10 克	枇杷叶 10 克	威灵仙 12 克
代赭石 20 克	乌梅 10 克	壁虎 3 克	白芥子 12 克
薏苡仁 20 克	苍术 12 克	云苓 20 克	白术 12 克
砂仁 10 克			

6 剂，日 1 剂，水煎服。

此后，患者连续就诊 12 次，均以上方为主化裁，逐渐解决了一些病痛。

2002 年 5 月 9 日，十三诊：患者精神可，声音嘶哑，气短，舌苔厚，脉滑。

证属痰浊中阻，当以化痰散结为法。

处方：

苍术 12 克	川朴 15 克	半夏 15 克	薏苡仁 30 克
党参 15 克	砂仁 8 克	壁虎 5 克	陈皮 10 克
土贝母 10 克	焦三仙各 12 克	鸡内金 10 克	炙甘草 6 克
猫爪草 10 克	云苓 20 克	山慈菇 15 克	灵芝 12 克
穿山甲 10 克	姜石 50 克		

12 剂，日 1 剂，水煎服。

2003 年 6 月 26 日，四十二诊：患者近日行 CT，胃镜未见复发转移迹象，血液检查均为正常，血压略偏低，心率稍慢，偶噎，吐痰涎，气短，舌淡苔薄黄，脉缓。

邪退正衰，扶正为先，方以六君子汤加味：

人参 6 克	党参 12 克	太子参 12 克	陈皮 6 克

半夏 12 克	云苓 12 克	生甘草 5 克	枳实 15 克
竹茹 12 克	苍术 12 克	生姜 5 克	蒲公英 15 克
土贝母 10 克	石打穿 30 克	冬凌草 30 克	

12 剂，日 1 剂，水煎服。

2003 年 8 月 21 日，四十六诊：患者声音嘶哑减轻，呃逆，气短，身热（T37.8℃），乏力腿软，食可，大便正常，睡眠可，舌红苔薄黄，脉数（100次 / 分）。

痰热尚在，寒邪已去，久病及肾，气阴两虚。法以化痰热，补气阴，壮肾水。

处方：

瓜蒌 15 克	牛蒡子 10 克	半夏 15 克	山慈菇 12 克
土贝母 12 克	山豆根 10 克	木蝴蝶 10 克	人参 10 克
麦冬 12 克	五味子 10 克	杜仲 10 克	熟地黄 15 克
山萸肉 12 克			

6 剂，日 1 剂，水煎服。

按语： 胃为水谷之海，寒热不均，饥饱失常，辛辣刺激、有害物质等，都能直接对胃造成伤害。而寒热胶结，气机窒塞，胃失和降才是形成胃癌的主要病机。

半夏泻心汤辛开苦降，扶正祛邪，为基本方。当然脾之运化，肝之疏泄，肾之温润，都与胃有密切关系。胃癌术后症状复杂多变，往往影响到上述多个脏腑。应该是辨病前提下的辨证论治，知常达变，方随证转。做到不离于癌，不泥于癌；不离于胃，不泥于胃；源于经方，高于经方。

第四节　乳腺癌的中医优势

乳腺癌是人类最常见的恶性肿瘤，居女性恶性肿瘤中的第二位。即使早期发现，应用以手术为主的方法，乳腺癌的长期生存率曲线仍处于"平台"阶段。而放、化疗过程对病变组织和正常组织的选择性较差，会引起各种并发症和后遗症，并造成机体的气血耗伤，脏腑功能失调，患者的生存质量及行为状态均较差。

由于部分乳腺癌发现较晚而失去手术机会，或术后复发的情况很多，中医治疗就具有特别重要的意义和广泛的社会需求。随着我国女性审美追求不断提高，现代女性对乳房和胸部的外形美观与生存质量意识逐步增强，早期乳腺癌的保守疗法必将被广泛应用。

那么，中医治疗乳腺癌有何特点与优势，我认为，乳腺癌以其多发性和症状的浅显客观上成为中医认识最早的癌症。由于病位在乳房，后期多呈现出皮色黑褐，肿块坚硬，表面凹凸不平，状如岩石，故在我国宋代就有了乳岩的病名。

现在的癌字，就是乳岩的岩加病字旁而成。也可能是中医治疗乳腺癌经验丰富，也许是乳腺癌恶性程度较低，也许还有发现容易，治疗手段多，又不是重要脏器等因素，我体会到乳腺癌的治疗相对效果好一些，许多能达到治愈或长期生存的目的。

中医对乳腺癌的病因病机、诊断立法和处方用药积累了非常丰富的理论和经验。乳腺癌主要由于情志失调，肝气郁结，经络痞塞，气机阻滞，痰浊瘀血内生，郁久化热成毒，或冲任失调，气血亏损，痰浊内生，阻滞气机及血行，久而成积化毒所致。

尽管涉及肝、脾、胃等经络及脏器，病机也错综复杂，但以痰气交阻、化热成毒为主要病机。手术虽然能切除肿瘤，但不能消除产生肿瘤的原因。而中医的理气化痰、解毒散结才是从病因病机上针对性很强的治疗。所以，不论从历史还是现实来看，中医治疗乳腺癌具有不可替代的优势。

早在 2000 年，我就与第四军医大学药物研究所王四望所长合作研制出了治疗乳腺癌的新药——二贝母胶囊，其后还获得国家发明专利。2006 年出版的《中医抗癌进行时——随王三虎教授临证日记》一书中就详细记载了二贝母胶囊的临床疗效和实验研究进展。

临床应用事例多了，倒反而不知从哪里说起。国外妇女乳腺癌的发病率几乎是10%，而我国却是1%左右。在某种意义上说，这是由于我国妇女经常服用疏肝理气一类中药，客观上起到了预防作用。至于中医作为乳腺癌综合治疗的一个重要方面，尤其是在预防复发方面，功不可没，有目共睹。所谓"天佑中华有中医"。

随着临床经验的丰富和观察思考的细致与深入，我发现造成乳腺癌的外感因素特别多见。从广义上说，乳腺可以说是皮肤的集中部分，极易受到风寒侵袭，表现在乳腺的疼痛，常伴有皮肤瘙痒、恶寒、关节疼痛等方面。这就是张仲景说的"四肢九窍，血脉相传，壅塞不通，为外皮肤所中也"的常见病症。常常表现出太阳病、少阳病、阳明病三病合一、表寒内热的情况。

我们临床观察到乳腺癌的患者多是"女强人"，而不是简单的肝气郁结。按照张仲景"当先解其外"的策略，抓住邪气在表的有利时期，疏通经络，祛风散寒，和解少阳，清泻阳明，早期乳腺癌并不难治。

即使手术以后，也不忘清扫残余外邪，"善治者，治皮毛"既是中医能够看到的，也是中医能够做到的，这不仅有全面观点，也有治未病的意义，还能将古代医家"乳房属胃"的观点落到实处。

第五节　恶性肿瘤风寒虚瘀外治法

恶性肿瘤的综合治疗是行之有效的治疗大法。外治法是内涵丰富、作用可靠、适应面广的中医传统治疗方法。我们在肿瘤科门诊采用内服外用相结合的方法取得了一定效果，现就恶性肿瘤的外治法总结如下。

一、自血疗法治风邪

风为百病之长，也是恶性肿瘤发生发展的重要因素。《灵枢·九针》"四时八风之客于经络之中，为瘤病者也"一语，是风邪入里成瘤说的经典论述。我认为"瘙痒是风邪入里成瘤的突出临床表现"。

风胜则痒，在许多情况下，皮肤瘙痒是恶性肿瘤的早期表现，也是恶性肿瘤减轻和恶化的晴雨表。脑肿瘤病变侵及第四脑室底部时，常引起剧烈、持久的瘙痒，尤以鼻孔瘙痒为剧烈。霍奇金淋巴瘤患者，腿部可发生持久的瘙痒。

内脏的癌症，如胃癌、肠癌、肝癌及卵巢癌、前列腺癌均可发生顽固性瘙痒。我们应用自血疗法，每次抽自体静脉血 2mL，立即肌肉注射，每天一次。一般 3 次就有明显效果。这既是急则治其标，快速止痒，也是消除恶风的根本措施。

二、药线点灸治寒邪

寒邪入里，血脉凝涩是恶性肿瘤的另一个重要病因病机。疼痛作为寒邪致病的显著标志，对肿瘤患者来说，可谓刻骨铭心。正如《金匮要略》"妇人之病，因虚积冷结气，为诸经水断绝，至有历年，血寒积结胞门……瘀血在少腹不去"之论述，妇科恶性肿瘤几乎均与寒邪入里有关。

所以，在以温经汤为主方内服治疗的基础上，我们常常给予灯火灸的治疗。药线点灸法是壮医特有的治疗方法，类似中医瘢痕灸，具有止痛散结之功。我们除应用于妇科恶性肿瘤以外，还常用于子宫肌瘤、附件囊肿、乳腺增生、乳腺腺瘤、甲状腺腺瘤、肺癌咳嗽等，效果可靠。

三、药物贴注治虚邪

壮人无积，正气亏虚，免疫力下降是恶性肿瘤产生发展的内在因素。李中梓《医宗必读》："积之成者，正气不足，而后邪气居之。"脾胃为后天之本，肿瘤的康复，脾胃功能至关重要。甚至可以说，有一分胃气，就有一分生机。肿瘤患者病程长，用药机会多，肠胃负担重，即使补药，也往往成为患者的负担。所以外治方法就显得非常重要。

我们不仅把黄芪注射液足三里穴位注射作为住院患者的常规辅助治疗的首选方法，门诊患者也近半数应用了此种方法。最多时每天门诊有 50 多人次注射。患者反映良好，中医特色突出，值得提倡和推广。肾中元阳作为人体的原动力，是寿夭强弱的关键。《内经》所谓："阳气者，若天与日，失其所则折寿而不彰。"

三九寒天是人体元阳最弱的时期，三伏天是人体正气消耗最快，也就是"热伤气""壮火食气"的时期，所以我们积极大面积推广三九贴、三伏贴，通过外用温热散寒药物，辅助人体阳气。不仅肿瘤患者受益匪浅，许多患者家属及普通人群也积极响应。我们每年这方面大约有 3000 人次受益。

四、放血疗法治瘀血

瘀血是恶性肿瘤形成的器质性表现形式和病理基础，几乎所有肿瘤患者都与瘀血有关。我们在门诊对面色晦暗，舌下脉络迂曲，舌上有瘀斑，舌质紫暗，肌肤甲错或有其他明显瘀血表现的患者，应用舌下静脉放血疗法，给邪以出路，旧血去则新血生，往往收到立竿见影的效果。

我认为："癌症之所以难治，就难在于病机的复杂性，经常表现出寒热胶结，虚实夹杂，燥湿相混，阴阳互见，癌毒胶固之特征。"所以，在内服中药的同时，多种外治方法也是不可或缺。黄金昶教授总结肿瘤"外治法的具体治法有搐鼻法、涂抹法、肺部熏吸法、针刺拔罐法、脐疗法、纳肛法、坐浴法、阴道给药、针灸法、泡洗法等"，尤其是火针围刺引人注目，值得我们学习。

（本文在微信中医外治论坛发表后，2015 年 4 月中医书友会增添内容，改名《恶性肿瘤的四种外治法》发表，1 个月后阅读量已超 3 万）

第六节　肺癌脑转移危重症

67 岁的梁女士患肺癌脑转移 7 个多月了。她儿子是我的粉丝。已经网诊了 9 次。2022 年 12 月 13 日下午 5 点，患者千里迢迢、风尘仆仆地从上海来到西安天颐堂中医院门诊。轮椅推入，面色晦暗，危重病容，瘦弱不堪，呻吟不止，不能对答。"渴欲饮水，水入则吐"，呛咳，痰壅咽喉，二便失禁，勉强看见舌光红少津，脉弦数。

此系邪入少阴的危急重症，不由得训斥小伙子胆大妄为，这样的重症竟置风险于不顾。他说，主要是想让你号脉，才敢悖逆全家意愿。我真是无语。本来肺癌我有海白冬合汤，喉中痰鸣有射干麻黄汤，脑转移常用泽泻汤。但渴欲饮水，水入则吐，显然是五苓散证。少阴三急下的口燥咽干，自利清水色纯青，可以类推。大承气汤，此时不用，更待何时。

急开颗粒剂：

茯苓 30 克	猪苓 15 克	泽泻 12 克	白术 15 克
桂枝 12 克	射干 12 克	姜半夏 12 克	紫菀 15 克
款冬花 15 克	桔梗 12 克	人参 15 克	牛蒡子 12 克
当归 15 克	浮海石 30 克	白英 30 克	麦冬 30 克
百合 30 克	大黄 12 克	厚朴 20 克	芒硝 10 克
枳实 15 克			

麻黄没货，嘱即购复方鲜竹沥口服液利咽化痰。并催马上回家，不得逗留。其子说旅店已定，老人也需要休息，后天还想再号脉。我只能说，尽快服药。

药用两剂半，老太太又被推入诊室，呻吟不再，已露笑容。大便已畅，喉中无痰。吐涎沫，可对答，舌红少苔，脉滑数。上方去芒硝，减大黄为9克。

48 小时后，老太太转危为安。同时还有 5 剂药治石水重症（心衰，拒看西医）也同样令人欢欣鼓舞的案例。侍诊在侧的杨保社、齐建刚跃跃欲试，整理成文，溢于言表。我的私心掩盖不住了，说，还是让我写成《王三虎经方医话》尽快发表吧。至于石水案例，容后再禀。

第七节　肺癌皮肤转移

自从我发现肺癌可从肺痿论治以后，为肺癌的辨病论治提供了诸多经方，提高了疗效。肺癌最常见的骨转移，我是在本病的基础上合独活寄生汤，再加补肾壮骨接骨续筋的龟甲、骨碎补、自然铜、土鳖虫，确有效验，已有不少报道。

最让我印象深刻的是六七年前千里迢迢到沈阳出诊的老太太。老太太的女儿比我大，工薪阶层，诊治一两年后曾寄送我一个天宫一号飞天模型，弥足珍贵，印象深刻。

前几天，收到微信："三虎教授：早上好！我仍在沈阳照顾老母亲，整个正月里都小心谨慎地观察她老人家的身体（她时常低热，36.9℃～37.3℃）。近几天，由于她额头原长出了斑，她总用手挠，变成了癣，有20多年了。

这几年，因为她的肺部疾病和股骨头骨折，我们都在关注这些，所以也没把额头上的癣当回事儿，去年年底这些癣有一块感染，有脓了，问了一下皮肤科的医生，就给她抹了（水调散），后来还抹了丁酸氢化可的松乳膏、过氧化氢溶液，老太太很不舒服。

前几天我找了沈阳医大的皮肤科医生，拍照了我老妈的头像给他看的，怀疑是鳞癌，要做病理检查……让抹夫西地酸软膏，我没有照他说的去做，我老妈今年95岁了，3月24日是她的生日，我在沈阳和妹妹一起照顾她有6年了，没敢照沈阳医大的大夫意见办，所以给您发信息，请您帮助。

我把照片发给您，还是吃您开的中药来解决问题吧……请您在百忙之中根据我的介绍给我出出主意并给开出药方，这么多年了，我知晓您的工作经历，让我敬佩和感动！我把您也当成最知心的朋友和老师，所以总给您添麻烦……谢谢您了！"

说白了，不仅当初的肺癌骨转移疼痛已经不是问题，六年的时间也确实能说明问题。现在皮肤转移，说明肺癌包括骨转移既是纯中医可治的，也是顽固的。兵来将挡，水来土掩。

我回曰："请简短写一下老人得病的经过和治疗情况，我是哪一年去的，处方？吃了多少剂？现在的情况，是肺癌皮肤转移。不要大动干戈。干蟾皮，泡软，每次一张，贴患处。一天一两次。

内服汤药：

白芷 12 克	蒲公英 30 克	连翘 30 克	石膏 30 克
人参 9 克	知母 10 克	白芍 12 克	土茯苓 30 克

十大功劳叶 30 克　　甘草 9 克　　　升麻 30 克　　　鳖甲 15 克

海浮石 30 克　　　白英 30 克　　　麦冬 20 克　　　百合 20 克。"

几天以后，也就是 2022 年 3 月 20 号收到微信："三虎教授：您好！我妈是 2016 年秋季开始吃您给开的药，她是出现症状我就找您了。我去西安时是 2016 年秋季，2017 年 7 月 25 日股骨头骨折，一直吃您的药，到 2020 年 11 月 3 日突发脑梗（脑干梗），开始鼻饲，2021 年又突发心梗。

去年住了三次医院（辽宁中医），我又请的沈阳医大大夫中西医结合治疗，维持到现在，额头的癣时不时出现，有一年多了。我翻遍了我的所有记录存放的书籍资料……今天像发现新大陆一样，在储藏间的一个纸箱子的最底层可算是找到了这个记录，我把它拍照下来发给您。请阅。杜大姐。"

第八节　再说甲状腺结节

"王三虎"公众号 2021 年 10 月 25 日发表"王三虎医案·甲状腺结节"一文后，因中药效应滞后性引起较大争议，阅读量过万，有人谓："我就好奇，这凭什么说是你中药的疗效。合着怎么说都是中医有理，马上起作用就是覆杯而愈，不见疗效就说滞后性，要流氓吗？"附和者有之，批驳且支持我者更多。"标新立异"，自然"少见多怪"。

不过才二十几天，某天下午我收到微信："王老师，看了你这篇文章，我想到了你给我老婆治的甲状腺结节，确信中药是有滞后性！这病去医院看了两年，一直治，看不好，记得找你时还有结节，T_3、T_4 指标不正常，后来就吃了二十天的药，停了一个月去检查，结节不见了，T_3、T_4 正常了。"

我查了一下，2021 年 5 月 23 日我网诊，当时患者家属提供的报告 FT_4 12.7pmol/L, TSH < 0.01mIU/L, Anti-TPO 51.2IU/mL, TGAb > 4000mIU/L, Anti-TSHR > 40U/L。B 超：甲状腺弥漫性改变，符合甲状腺功能亢进治疗后声像；甲状腺左侧稍低回声团（8mm×9mm）考虑良性结节可能。

处方：

柴胡 12 克	黄芩 12 克	姜半夏 18 克	党参 12 克
生石膏 30 克	桔梗 12 克	牛蒡子 15 克	射干 15 克
炒僵蚕 12 克	连翘 18 克	甘草 15 克	升麻 30 克
浙贝母 15 克	猫爪草 15 克	山豆根 6 克	

寄药 20 剂，颗粒剂冲服，日 1 剂。

2021 年 10 月 10 日复查甲功，除 TSH 0.15mU/L，T_3、T_4 在正常范围内。

事实胜于雄辩，让这样的证据来得更多些吧！

第九节　声带结节

我现在的医案医话网诊比较多，这是因为网诊证据客观，图文并茂，描述详细，西医诊断明确，医生主观描述少，真正考验中医辨病论治水平。以往我们强调辨证言人人殊，效果就可想而知了。其实，一病有一病的主要病机，一病有一病的主方，一病有一病的主药。在网诊时，我只能抓主症，少加减，多守方，效果不弱于面诊。

这不，柳州彭女士，和我同岁乃至西医同行，当年本人及家属亲戚经常找我看病。2021 年 5 月 28 日微信："一个半月来，声音越来越嘶哑，吃了金嗓散结丸无效，我去做了喉镜，结果是声带小结，想请您给看看。"喉镜提示："双侧声带小结节，慢性咽喉炎，咽喉反流？"

视其舌红苔稍黄，以痰热上壅、肺气不宣辨，麻杏甘石汤加味：

麻黄 9 克	杏仁 12 克	石膏 30 克	甘草 12 克
桔梗 12 克	射干 12 克	牛蒡子 12 克	姜半夏 12 克
诃子 9 克	连翘 30 克	大青叶 20 克	

水煎服，每日 1 剂。

2021 年 8 月 19 日微信："我的声带小结吃了您开的药两个月，已经痊愈了。"

我这是不离经方，不泥经方，辨病论治，道理并不新鲜，也不头头是道，但效果切实可见。这样看来，中医不难学，不难传。其中有可道者，一是石膏的散结作用从张仲景治疗"心下痞坚"最重用石膏的木防己汤悟出；诃子的敛散并用是从张仲景治"气利"的诃梨勒散及后世用诃子治疗食管癌悟出。

有些情况，或者实际情况往往不那么整齐漂亮。这就是"天然"。本案声带结节没后续检查是缺憾，今日合阳乡党马先生2021年10月11日于渭南市中心医院初诊治疗喉息肉，本案方服药一月复查，息肉消失，仅见会厌声带充血肿胀，效果显著。可惜的是，原先检查单又丢了，真应了"好看不中用，中用不好看"那句老话。

第十节　肺结节

肺结节的发病率近年明显上升，之所以呈"井喷状"，与检查设备先进、体检人数增多关系最大。我从肺痿论治肺癌，张仲景肺痿条下的"咳而脉浮者，厚朴麻黄汤主之"，被我认定为这就是肺癌早期病变——肺结节的代表方剂。应用几年来，我及门内弟子不乏报道。

赵女士于2018年9月在体检中发现右肺中叶多发磨玻璃样结节，最大2.1cm。2019年2月1日在西安天颐堂中医院初诊，我即用厚朴麻黄汤加味。

方用：

厚朴30克	麻黄10克	杏仁15克	石膏50克
射干15克	细辛3克	五味子10克	姜半夏15克
瓜蒌30克	干姜6克	紫菀12克	款冬花12克
海浮石30克	白英30克	麦冬30克	百合30克
杜仲20克	夏枯草20克		

25剂，水煎服，每日1剂。

经6诊113剂，复查肺结节缩小到4.3mm，仍续断就诊18次，用药418剂。2021年10月27日CT复查，已无肺结节征象。

听起来虽无惊奇，用药也蛮多，疗程也很长，实际上痰血、咳嗽、咽干、气短、高血压、冠心病、脑梗等，宿疾不少。现仅晨起有痰，耳热，鼻腔偶血痂，舌红苔黄，脉滑。

"炉烟虽熄，灰中有火"，以升麻鳖甲汤合《千金》苇茎汤与服：

冬瓜子 30 克	桃仁 15 克	薏苡仁 30 克	芦根 30 克
升麻 20 克	鳖甲 10 克	当归 10 克	甘草 10 克

第十一节　肺结节的经方治疗

肿瘤是慢性病、多发病，当然也是疑难病。谁不想把它治好？中医西医都是在提高肿瘤治疗疗效的过程中。肿瘤初期早期的一些问题也提到了日程之上，也就是我们今天探讨的结节病的问题。

如果说肺癌是发病率最高的癌症，那么肺结节就是发病率最高的结节，随着检测手段的提高，肺结节的发病率就诊率特别高，那么怎么办？我想诊断不成问题，西医"有看法，没办法"，中医呢？中医是"谁都敢看病，谁都敢开方子"，甚至说我们辨证论治了！

我说在某种意义上讲，辨证论治就是一块"遮羞布"，因为我们就想用最基本的医学知识解决最复杂肿瘤的问题。那么，辨证论治效果怎么样？谁都能开出方子把患者推走，效果呢？却不知道辨证论治是有问题的，辨证论治是在辨病论治没有办法的前提之下的一种折中或不得已而为之。张仲景是辨治太阳病、阳明病、少阴病、肺痿肺痈咳嗽上气病，是辨病！辨病是解决疾病的主要矛盾，辨证是在辨别疾病发展过程中不同阶段不同人的一些特殊问题。

就肺结节来说，中医是什么病？我们作为中医肿瘤科学科带头人，就要在这方面有所担当，有所作为。辨病的病名、病因、病位，疾病的早中晚，轻中重。同样一个病，早期是什么表现？用什么方法？中期是什么表现？用什么方法？晚期是什么表现？用什么方法？同样一个病，就用一个方子吗？

我认为，肺结节就是肺痿的初期阶段。那么肺痿呢？肺痿是很早期的病名。据我所知，肺痿是中医内科教材上的40多种疾病中，唯一一个没有写相当于西医学什么疾病的疾病。肺痿病的实质不清，为什么？既然不知道它是什么病，为何要在中医内科教材上40多种疾病中提出来呢？

因为它很重要，汉代张仲景开始，历代中医学家都很重视这个疾病，难道这个病突然消失了吗？没有，它的发病率很高，如果它的发病率不高的话，张仲景能在《金匮要略》中花大量的篇幅叙述吗？

在《金匮要略》中，肺痿就是非常重要的病，可以说，肺痿就是张仲景辨病论治的典范，甚至是中医理论体系上前无古人后无来者的辨病成功典范。为什么？他临床经验丰富，就相当于我们现在所说肺癌发病率高，发病率高，医生自然经验丰富。

为什么我说他是辨病的典范，病名病因病机及基本的治疗方法，还有六七个代表方剂，大家耳熟能详的方剂有射干麻黄汤、葶苈大枣泻肺汤、麦门冬汤、小青龙加石膏汤，都是治疗肺痿的代表方剂。但实际上，大多数人漠然置之，视而不见，听而不闻。我们辨证论治了，开出方子了，有的还有效果，何必再在故纸堆里寻寻觅觅。

就以肺痿的病名来讲，真不知道古人是如何想出来的，现在肺癌也好，肺结节也好，都出现了肺痿，CT表现为肺实变、胸膜凹陷，却不知道古人是如何知道。从字面意思理解，虽然肺痿和肿瘤不太一样，但它就是这个病的特点。如何证明？

我"以经解经"来阐述这个问题，肺痿如何成为肺癌让人难以理解，《金匮要略·五脏风寒积聚病脉证并治第十一》是不是与肿瘤有关，积聚中恰巧提到了肺痿，说明肺痿就是肿瘤，如"热在上焦者，因咳为肺痿"。为什么呢？因为古代没有X线，看不到摸不着，根据咳嗽就知道是肺痿。喉中有水鸡声，咽喉不净，咳咳咳……因咳为肺痿，根据症状、特殊的表现，断定为肺痿，关键为"热在中焦者，则为坚"，坚硬的肿块，这恰巧证明了肺痿就是肿块，但外有胸骨包裹，摸不到。

而到中焦上腹部了，可以摸到肿块，所以热在中焦者，就能摸到肿块了，那么"热在下焦者"，在盆腔，早期也摸不到肿块，但是可以通过尿血、淋沥不通来判断。因此，肺痿就是肺肿瘤。我的博士学位论文就是《肺癌可以从肺痿论治》，在这里就不多述了。

现在西医对肿瘤还是缺乏有效的治疗手段，主要是对病因认识不清楚，如果我们清楚病因了，倒好预防了。当然从广义的来看，《黄帝内经》中提到饮食有节，起居有常，不妄作劳等，自然是另外一回事，但是落实到肺痿上，落实到肺结节上，它是怎么造成的？这个问题的提出，其实张仲景早在1850年前就已经提到了肺痿的病因病机，这才是关键。

《金匮要略》："肺痿之病，从何得之？师曰：或从汗出，或从呕吐，或从消渴，小便利数，或从便难，又被快药下利，重忘津液，故得之。"有的人汗出过多，这类人非常多见，汗多就是肺结节的原因；"或从呕吐"，动不动就吐，当然伤津，汗多也伤津；"或从消渴"，有的人是消渴，即糖尿病，这在1850年前就提出的观点，近150年来，近50年来，近30年来，越来越被循证医学所证明，肿瘤和糖尿病密切相关，所以很多肿瘤患者都有血糖问题；"小便利数"，小便次数多可以造成肺结节，为什么？重亡津液，津液损伤过多，肺失濡润，就会产生结节。

《金匮要略》第一条讲见肝病知传脾，上工治未病。但第二条四次提到风邪或者邪风，"客气邪风，中人多死。千般疢难，不越三条"。"风为百病之长"，语重心长，只可意会。这就说明"外邪"侵犯人体的可能，为什么肺癌是癌症中发病率最高的疾病？因为肺为娇脏，人体只有三个器官和外部直接相通，如皮肤，但可穿衣御寒；消化道，可饮食有节；呼吸道和肺息息相关，一刻都不可离开外界，所以和自然中的外邪关系密切。

从辨病论治的角度来讲，肺结节就是肺痿的早期病变，或兼夹外邪，以咳而脉浮为特征。实际上多为表寒内热，因此，"肺气不宣，津液不寻常道，而致凝聚"就是肺结节、肺痿的初期表现。那么，张仲景"咳而脉浮者，厚朴麻黄汤主之"，脉浮即提示早期肺结节病变，外感早期并不一定脉浮，但脉浮就提示为早期。

咳，"热在上焦者，因咳为肺痿"，这就是辨病。由此可见，肺结节的产生与外邪侵入人体息息相关，平素津液匮乏的情况下，容易产生内热，有外寒内热、阴虚痰浊的复杂病因，仲景的厚朴麻黄汤主之，这就是治疗结节的奥秘。

《医宗必读》中提到五个中医肿瘤的病名，拟定了五个代表方剂，其中不乏厚朴的出现，甚至有厚朴大剂量的使用，那么厚朴为什么值得我们如此重视？厚朴是味善于化凝结之痰的药，我们熟悉的半夏厚朴汤，理气的药物不少，为何用厚朴，难道只是理气吗？厚朴可化结散凝，是化解凝结之痰气的特殊中药。正如达原饮，温病邪入膜原，由表及里，登堂入室，侵犯膜原，还是用厚朴散结化结的方法。

善治者治皮毛，把疾病控制在初期，散结解结，化痰散结，而不是软坚散结。可见，达原饮中的厚朴化凝的作用非常重要。仲景先用厚朴五两散结，用麻黄发汗祛邪，石膏不但清胃火，而且有散结作用。分化瓦解，分消走泄，分离正邪等诸多肿瘤治法中，"散"还是常常被忽略。

石膏如何能有散结作用？从木防己汤中可以看出，"膈间支饮，其人喘满，心下痞坚，面色黧黑……吐下之不愈，木防己汤主之"。木防己汤就是治疗纵隔肿瘤，或是肿瘤的纵隔转移造成的上腔静脉综合征，上腔静脉综合征是肿瘤科的急症之一。

仲景木防己汤方用四种药，其中，石膏鸡子大 12 枚，大剂量使用石膏意在散邪，80 克、100 克、120 克，我都用过，无副作用，但教材中未涉及石膏散结的作用。张仲景用杏仁宣肺、半夏化痰，干姜、细辛、五味子就是治疗咳嗽的好药，出神入化。更值得我们感兴趣的是这个方子中竟然用了小麦，在汉代，诊断出肺痿同样也是令人担忧的事，所以用小麦安神镇静。

在实际临床过程中，我总结出了海白冬合汤作为肺癌 70% 证型的处方，其中海浮石几乎是神来之笔，海浮石实为轻轻上浮的石，用于化解肺中顽痰，非它莫属。麦冬、百合就暗合了张仲景关于肺痿津液亏虚、肺失濡润的病机。我们在实际运用中，厚朴麻黄汤、海白冬合汤相须为用，但是思路方法非常重要。

因此，我感叹"癌症没有绝奇方，患者精明医好当""功夫在诗外，取得患者的信任更重要""攻心为上，攻城为下"。

如，成女士，62 岁。西安市人。2021 年 11 月 30 日西安颐康堂初诊。

主诉：体检发现肺结节一年余，原位癌两月余。

2021年9月18日CT检查结果右肺下叶磨玻璃结节，0.6cm×0.8cm。诊断为多考虑原位癌（AIS）。

刻诊：形体精神尚可。自觉上火，目赤，咽上红，肛门灼热，颅颞干，偶干咳，喉痒，唇暗，唇肿胀，食可，眠可，大便已不干，不能食辛辣，血压偏低。汗正常。舌红苔黄，脉滑。

辨病：肺痿。

辨证：痰热壅肺，脾与大肠湿热。

治法：宣肺解表，化痰散结，清热解毒。

选方：海白冬合汤、厚朴麻黄汤、泻黄散、泻白散合方。

处方：

海浮石30克	白英30克	麦冬30克	百合30克
姜厚朴20克	麻黄10克	石膏30克	炒苦杏仁12克
甘草10克	防风10克	栀子10克	广藿香10克（后下）
桑白皮12克	地骨皮12克	黄芩12克	生地黄30克
苦参12克	桔梗12克	射干12克	炒牛蒡子12克
槐花20克			

30剂，日2剂，水煎服。

我一开就是30剂，这就是经验，慢工出细活，非吃不可。

2022年3月9日颐康堂复诊。自述服药30剂后，病情、症状大多消失。2022年1月28日CT检查，结果与2021年9月18日CT检查结果对比，原右肺下叶磨玻璃样结节较前吸收消失，大便可，小便可，食眠正常。舌红，苔黄，脉沉。效不更方，原方28剂。

历时两个月，肺结节（原位癌）消失，不亦乐乎。

总之，我们的中医要对社会报以极大的热情。临床阵地丢失，坐冷板凳，就是因为我们对社会的冷淡，而被社会所冷淡。所以我行医数十载，积极投身于社会，与患者交朋友。

以"王三虎"命名的公众号，四年前由女儿及女婿创办以来，我女儿和女婿不遗余力做了大量的工作，我们有500余篇原创作品，6万粉丝，至少 20 次在陕西医疗自媒体平台排名第一，2021 年陕西自媒体年终总结时，机构单位第一名"西京医院"，个人医疗自媒体第一名"王三虎"。

西安广誉远结节门诊的成立是顺应时事发展，适应社会的需求，是良好的开端。"良好的开端是成功的一半"，我女儿王欢，利用周日上午休息时间，上广誉远结节门诊。她十几年来随我跟诊抄方，今年有幸获得了全国第七批老中医药专家学术经验继承工作继承人身份，机会难得，我作为指导老师，也很荣幸。

因为在全国几十年来，一共不到两千人，比熊猫数量还少，学生也就不到一万人。全国学术经验继承人是一个有效的身份，所以不遗余力地把我女儿介绍给大家，最后，用一句顺口溜结束我的讲演："内举不避亲，学术继承人，擅长肺结节，看病挺认真！"（秘传弟子于赟据 2022 年 8 月广誉远学术会议讲演录音整理）

网评问答：

来自山东的丁悦恒："仲景先师讲的是辨证论治！而不是辨病论治的从病因治病。"答曰：张仲景没说过"辨证论治"，倒是说"百合狐惑阴阳毒病、肺痿肺痈咳嗽上气病"。《伤寒论》也是太阳病、少阳病、阳明病、少阴病，先辨病嘛。

来自浙江的宇薇潘："@ 王三虎，我平时非常敬仰您，但是现在非常不解，您把辨证论治当作遮羞布，真的是忘本了，辨证论治是中医治疗的标准，抛开了还有存在的价值吗，我们还是中医人吗？"答曰：我就事论事，可能有些偏激。恨铁不成钢，还请见谅！我不否定辨证论治，只是说好多中医只强调或者过分强调辨证论治是不合适的。我主张辨病条件下辨证，先辨病后辨证。

来自江西的杏林之窗："中医治疗疾病，我们要辨病与辨证相结合，正如《兰台轨范》序中所言：'欲治病者，必先识病之名，能识病名，而后求其病之所由生。知其所由生，又当辨其生之因各不同而病状所由异，然后考其治则之法。

一病必有主方，一方必有主药。或病名同而病因异，或病因同而病症异。则又各有主方，各有主药。千变万化之中，实有一定不移之法，则或有

加减出入而纪律井然。'

首先我们要明确疾病的名称，其次是辨清疾病主要病因病机，最后是抓住主要证候，综合考虑形成相对固定的治则和方药，因为病因和临床表现的不同，但无论疾病如何变化，都有它最基本的规律贯穿疾病的始终（基本的点、线、面，疾病的定位法联系在一起），治疗任何疾病应辨病与辨证相结合。

王师曰：就肺结节来说，中医是什么病？我们作为中医肿瘤科学科带头人，就要在这方面有所担当，有所作为。辨病的病名、病因、病位，疾病的早中晚，轻中重……肺结节就是肺痿的初期阶段。肺痿是很早期的病名。肺痿就是张仲景辨病论治的典范。所以辨病论治应归首要。"

来自陕西眼科医院姚锦林："没有王三虎老师以复杂对复杂的经典谋略，中医抗癌纸上谈兵……没有张仲景先师伤寒联合杂病的经方武器，战胜肿瘤一事无成！感慨系之曰：今日长缨在手，何时缚住苍龙……早已森严壁垒，更加众志成城！（高瑞祥）"

来自陕西渭水东流："平平常常伤寒方，细细品之滋味长。中医无神奇之法，只有平淡之法，平淡之极，谓之神奇。然要使用平淡之法，必须要有神奇之功力！"答曰：面对浩瀚的中医古籍，我经常祈求，给我，给我一双慧眼吧！

来自陕西李强："金匮法，可回天……师兄一直在王解《金匮要略》，每天的临证都会把风邪入里不厌其烦地讲。当然肺结节问题的增多，应该与外感病有很大的关系，著作出书中也有提及。

我想原因就是医书的功效在于医书就是要能解决临床问题，否则一切都是虚的，尽管讲得天花乱坠、煞有其事，毕竟也是笔墨游戏。再看师兄的每一个医案记载，真是如数家珍，历历在目。每一则都是有据可查，有法可依，整个过程详细介绍，令我后辈感叹不已，能在明（名）师兄的指引下，我坚信中医的明天一定会更加辉煌。"

第十二节　大肠癌的经方治疗

大家好！我是以《我的经方我的梦》才在经方领域引起大家重视的。那么在我的经方梦中间，少年梦学经方，青年梦用经方，中年梦发扬经方，老年梦宣扬经方，也就是六十岁以后，我将以宣扬经方为己任。

在这老年梦中，有一个梦是我长期压在心底里的，那就是能登上西北经方论坛，今天，这个梦终于圆了！这样以后就有"吹的了"，有了自信啊，我在西北经方论坛上讲过课啊。那么，为了报答论坛的领导对我的信任，也为了感谢各位经方同仁多年来对我的支持，我将把我的少年梦、青年梦、中年梦做成音频资料，由我的同学杨瑛主播制成音频资料，我将其作为"三个大红包"发在我们经方群，欢迎大家聆听，欢迎大家转发，欢迎批评、指导。

我们中医常常是沾沾自喜，津津乐道，辨证论治嘛，辨证论治是我们中医的长处啊。我说，辨证论治是中医的长处，但是，这个长处可能发挥得太过了吧，强调得太过了，辨证论治的发挥如果是以丢掉辨病论治的这个长处为代价，在某种意义上讲，有得不偿失的感觉。有的人说不是啊，这辨证论治最初是从张仲景开始的。我说是吗？

《伤寒论》第 16 条："太阳病，三日，已发汗，若吐、若下、若温针，仍不解者，此为坏病。桂枝不中与之也。观其脉证，知犯何逆，随证治之。"这就是所谓辨证论治是来源于张仲景的最早文献和最有力的证据，但是，大家要看清楚，这是坏病辨证论治，而不是一开始就辨证论治。

所以我说，辨病论治解决的是疾病的主要矛盾，辨证论治是解决疾病发展过程中不同阶段、不同人的特殊问题。理想的方式应该是在辨病条件下的辨证，而不是什么病我都会看，反正我知道寒热、虚实、阴阳、表里，我辨证了。我们是辨证了，是开方子了，把所有的复杂问题都是按简单的辨证论治来解决，这对吗？所有的医生都能开出处方这对吗？效果呢？我们临床阵地的丢失、社会声誉的下降，是不是与过分强调辨证论治有关？

那么，怎么辨病论治？我们如果拿出有效的辨病论治，谁还愿意辨证论治啊？如果青蒿素一打，好了，我们还愿意在疟疾上来辨吗？辨来辨去呢？今天，我只能用一滴水反映太阳的光辉，我今天讲的大肠癌的经方治疗，就是希望树立辨病论治的思路和方法的一个点。合适不合适，请大家批评指正。

这个大肠癌呢，西医分为结肠癌和直肠癌两大部分，因为它的生理、病理、治疗和诊断相差巨大，所以，其实中医也是分为两个部分讲，至少我是这样讲。我们强调辨病，就有早、中、晚，轻、中、重病程以及病情的意思。你看《中医内科学》48个病有病程吗？有轻中重吗？有早中晚吗？基本上没有。反正就是辨证，而且好像没有主次。它的发病率，出现率，概率高呢还是概率低呢？没有。这就是辨病论治的必要性。

那么，我有一句话叫作"遇到疑难怎么办？经典著作找答案，找呀找呀找，找到一个好朋友"。我发现，结肠癌的早期，就是薏苡附子败酱散证，大家是不是一听觉得有点悬？这个薏苡附子败酱散不是治疗肠痈的吗？肠痈不是阑尾炎吗？我说谁说的？老师说的。老师说的不算。

在我们的老师正当年的时候，癌症的发病率很低，我们的老师的阅历是有限的，所以，肠痈就是阑尾炎有点简单比对。对我们不知道、不熟悉、不确切的地方，要看原文怎么讲，不能是老师说这样就是这样，永远走不出校门还能行？所以，我说结肠癌早期是薏苡附子败酱散证，要从原文说起。

《金匮要略·疮痈肠痈浸淫病脉证并治第十八》中讲到肠痈的第一条就不同凡响。为什么说不同凡响呢？因为张仲景的第一句话就是"肠痈之为病"，大家是不是觉得这个"之为病"听起来这么耳熟呢？太阳之为病，阳明之为病，少阳之为病，我们一开始学《伤寒论》就学了"之为病"三个字。但是，什么就叫"之为病"，我看未必大家能讲得出来，伤寒教授也未必能讲得出来。大体上我知道，具体什么意思？不一定能讲出来。

我说"之为病"，不说字面意思，就说它的实际意义，"之为病"就是拉开架势讲话的意思。大约类似肠痈这个病啊，说来话长，你可不要当一般的阑尾炎一语带过，大概是这个意思。所以，太阳之为病，脉浮，头项强痛而恶寒。

"之为病"就是强调，是拉开架势说话的意思。如果在这个意义上讲，肠痈是阑尾炎吗？阑尾炎有必要这样语重心长、拉开架势吗？

下面再看，其身甲错就是慢性病，不是急性病的表现，肌肤甲错是瘀血内停的表现。腹皮急，瘀积了，但是还没有肿，没有硬，只是积。按之濡，还没有出现急腹证，还没有出现硬的。

如肿状，好像有肿块，还是没有摸到肿块；腹无积聚，恰恰就是拿积聚说事呢，这就是积聚病么，早期还没有明显的积聚，摸不到。所以张仲景常说，无什么，无什么，没有意思吗？有意思。他不说这积聚还好，一说积聚，就把肠痈是肿瘤做实了。

身无热，恰恰就是将会发热的表现，这就是早期表现，没有发热。

脉数，恰恰是最为着力的部分。我呢，这么多年发文章，写医案，有些人觉得你这是喜欢写，甚至留言说你这号脉不行啊。是不行，望闻问切谁让把切脉放到最后呢？但是我抓住了最重要的，我学到了张仲景最重要的。

数脉，因为张仲景在《伤寒论》中说过"数脉不时，必生恶疮"，恶疮就是恶性肿瘤。数脉不时，必生恶疮，这就够了。至于我通过这个三个指头发现你的胆结石，发现你的肾囊肿，发现你的息肉有多大，在哪里，我觉得重点不在那里，重点的重点在于那个时候张仲景就提出了这个，而且把它用于实际中。这就是我们常说的，有证凭证，无证凭脉，证还不突出的时候，脉象已经出现了，脉在证先，这不就体现出来了？

"此为腹内有痈脓，薏苡附子败酱散主之。"我们说结肠癌早期是薏苡附子败酱散证，并不是说大肠癌、结肠癌和肠痈划等号，是约等于。所以，在这个时候，他也未必把这个证分得很清楚，但是他抓住了基本问题。这就是我说的举例子，这就是以经证经的研究方法。

我们学习《伤寒论》，学习经典著作，以经证经，你看，《伤寒论·平脉法》提到，"数脉不时，则生恶疮"。刚说的发热，未发热，看看《金匮要略·水气病脉证并治第十四》，都是一本书，怎么讲？

"若汗出已，反发热者，久久其身必甲错，发热不止者，必生恶疮。"先看，恶疮是不是和结肠癌相联系。再看，肌肤甲错，张仲景在第二个症状时讲，是不是有意义？最后还是要看发热，癌热，就是癌症的发热，至少是第三大症状，我想第一乏力，第二疼痛，第三发热。这不就是我所讲的最重要的证据吗。

我们再看看他的这个药，仅仅三味药，薏苡仁，我们说健脾利湿啊，这能抗癌吗？不能抗癌吗。首先，从传统药理研究看，传统的说法来看，它是能健脾阴，大益肠胃，它利水还不伤阴，让我看实际上就是针对了燥湿相混致癌论，左右逢源，没有比它更好的药。所以，薏苡仁中间提出来的油脂叫康莱特注射液，是我们为数不多现在还能静脉注射的、广谱的、平和的抗癌药。静脉注射，你不觉得是偶然的吗？我觉得是必然的。

第二个，附子，我们觉得温阳派喜欢用附子，80 克、100 克、200 克地用，《神农本草经》讲，破癥瘕积聚，直接就治疗这个病啊，它是热药，败酱草是凉药。《日华子本草》也提到败酱草"血气心腹痛，破癥结"。方虽三味，一下子把这个结肠癌早期卡实了，我说这个就是经方，这就是经方的奥妙，经方之所以能精炼，就是一药多用。

结肠癌的中期，主方是大黄牡丹汤。大黄牡丹汤太熟悉了，这就是治疗阑尾炎的。你看原文"肠痈者，少腹肿痞"，部位与结肠癌、乙状结肠癌、升结肠癌都是类似的，都是"少腹肿痞"，"按之即痛如淋"，一按就疼，但是"小便自调"，为什么？中期还没有侵犯到泌尿系统，未侵犯到膀胱，所以"小便自调"。

你看讲肠痈的第二条"时时发热"，癌症的热来了，"自汗出，复恶寒，脉迟紧者，脓未成也，可下之，当有血。脉洪数者，脓已成，不可下也，大黄牡丹汤主之。"我说了，在这种情况下很难判断得准，但是我们能看出，由第一条的"腹皮急，按之濡，如肿状，腹无积聚"到第二条"少腹肿痞，按之即痛如淋"，由"身无热，脉数"到"时时发热，自汗出，复恶寒，脉迟紧者"，疼痛出现，这其实就是结肠癌突破肠道，进而腹部转移的表现。病机上，由寒热胶结向肉腐成脓转化，实际上这种脓似脓非脓，真正成脓了就是阑尾炎了。肿瘤的脓将成未成，实际上是肿瘤造成局部感染的表现，所以，不一定是脓液，似脓非脓，所以张仲景说"脓未成，可下之"。

更主要的是大黄牡丹汤，只有五个药。大黄，泻热通腑，推陈出新，活血化瘀，排毒外出为君药。问题就在于大黄在《神农本草经》中，提出推陈出新。大家要知道《神农本草经》365 种药中，只有三味药提到了推陈出新。这个推陈出新意义深远，什么叫推陈出新？让我看就是广义的抗癌药！多年前不是正热什么细胞凋亡学说吗？该凋亡的不凋亡了那不就是肿瘤吗？

推陈出新，恢复人体正常的新陈代谢，大黄就是三分之一，剩下的是什么？柴胡、芒硝。你不觉得有意义吗？芒硝竟然就是大黄牡丹汤的药！三味推陈出新的药，大黄牡丹汤五味药就占了五分之二，它不仅仅是软坚散结，它不仅仅是通便。当然，牡丹皮的凉血，桃仁的润燥，冬瓜仁的排脓，都有一定的作用。

结肠癌的晚期用的是大黄附子汤。大黄附子汤我们学习的时候，学的是温下，方剂中间温下剂，大黄附子汤。我看，凭什么说是温下啊？有附子啊。那有大黄，大黄还在里头呢，怎么只看到附子不看到大黄呢？这就是我们教方剂的老师，没有办法了，那有个空缺，不把这拿出来放在那里不舒服。

这个张仲景倒是说了，"以温药下之，宜大黄附子汤"，我说如果温下的话直接用巴豆。那张仲景都说温下之，你王三虎今天说不是温下，我说张仲景在温经汤里面还有牡丹皮、麦冬；张仲景黄土汤里面还有生地黄、黄芩；名是一回事，实是一回事，它不一定都能包括啊。

所以，实际上大黄附子汤寒热并用，就是结肠癌晚期常用的方剂。不通了，堵了，不用大黄，不用附子，不用寒热并用这两个药不行啊。那么，关键是，用了细辛，大黄附子汤有细辛，我们不知道讲方剂的老师讲为什么用细辛。你想肠道不通了，肠梗阻了，不用细辛直达病所能行吗？三味药，也就是只有张仲景能想到。张锡纯的老师也想到了，张锡纯的老师是大承气汤加威灵仙，也是引药直达病所，这是结肠癌的早、中、晚所用的方剂。

那么，直肠癌早期用白头翁汤。按教材上就是这样写的，张仲景说"热利下重者，白头翁汤主之"。我们就说，这个白头翁汤是湿热痢疾的代表方剂，是吗？这个下利的"利"字，是利益的利字，没有说是病字旁，这个是古今字，即使你现在加上是你加的，热利一定是湿热痢？一定是细菌性痢疾？我看不一定。利就是不利，白头翁汤，可以用于早期大肠湿热成毒的直肠癌的早期，这个没有问题，有问题的是白头翁，为什么叫白头翁？我觉得白头翁汤有说道。

白头翁，我可是问的人不少，常用不常用？常用。用多少？30克。为什么？没有副作用啊。清热燥湿止痢啊。我看好像和张仲景的意思有点相去甚远。张仲景的白头翁汤中白头翁是二两，黄连、黄柏、秦皮是三两，也就是说，他这个君药的量并不大，如果按我们现在折算的话，一两是3克的话，才6克。如果按一两是15克，折算下来也不过才30克。

那其他呢？其他折算下来就更多了。所以，实际上它的白头翁量不大，量还是小量啊！为什么？这是第一个。第二个问题。白头翁是寒性的还是热性的药？大家肯定说是寒性的，不然怎么治热利呢？治热利就一定是寒性的？芍药汤歌诀："芍药芩连与锦文，桂甘槟木及归身。"肉桂就是治湿热利？肉桂就是寒性的？我们既可以用热者寒之，寒者热之，难道不可以用反间计"热因热用"吗？

见热清热谁不会啊？但是，你热邪未已，寒证复起怎么办？白头翁恰恰是温药。谁说的？《神农本草经》说的。《神农本草经》说白头翁是温药，我不知道汉以后，尤其是我们现在编教材，统统把白头翁说成凉药，为什么？那不就是凭张仲景说的热利下注，推想出来的。中药四气、五味、寒热、温凉太笼统，太粗糙，太粗线条，所以，历史上经常是这个药是热，那个药是寒，你说是大寒，他说是大热，就连最常用的石膏都是争论不休。

你知道我的思想是什么吗？不要再论寒热。当然，初学者要论，当个老中医就不一定都要论。这就有点像论资还是论社的争论。提高生产力，解决问题，提高人民生活水平才是关键。能治癌就是关键。能不能治癌？《神农本草经》白头翁汤治瘕瘕积聚，中药学教材没有这样说啊！那就是个敲门砖啊。我们被限制就在于一辈子，就在于我们退休的时候，还拿着《中药学》在那看。

最近我发了几篇文章，大家可能看到了，关于表证和外的。张仲景可不是我们目前这样的局限。张仲景讲了《伤寒论》以后，到《金匮要略》第一条，讲治未病，第二条，风邪、风气，四次提到。一条就提到四次风邪或者风气。同时提到了病因学说，这个问题没解决好也是我们中医受到严重阻碍的原因，就是我们把张仲景的"三因学说"淡化了。陈无择的"三因学说"太好听了。外因、内因，不内外因，太好记了！恰恰是丢掉了灵魂。

张仲景怎么说的，"千般疢难，不越三条。一者，经络受邪，入藏府，为内所因也"。然后呢？"四肢九窍，血脉相传，壅塞不通，为外皮肤所中也"。这就是有些专家不喜欢它的原因，你怎说来说去都是外啊？人家分为内因、外因简单明了不是更好吗？那你这个，经络受邪入藏府，为外所因也，四肢九窍，血脉相传，壅塞不通，为外皮肤所中也，你这说来说去搞不懂啊，有点烦，有点蒙。

其实我们没有理解，他的意思是，疾病外邪侵犯人体，百病都是从外邪之因引起的，所以，风为百病之长，那么，有一部分，是顺六经传变的，在《伤寒论》已经讲了，在这本书就不讲了。

那么，有一部分，直接入脏腑的，我也不讲了，就像冠心病，心绞痛，马上就要送到胸痛中心了。但是，大多数的病不是这个。大多数的病是四肢九窍，血脉相传，壅塞不通，为外皮肤所中也，风邪侵袭人体，从九窍而入、从皮肤而入、从四肢而入由浅入深。四肢、九窍、躯干的病，怎么能把它都丢了？把这些亚健康的初期病治好了，才是治未病啊。

所以，张仲景《金匮要略》的痉、湿、暍、百合、狐惑、阴阳毒这前六个病，我们在座的有多少熟悉？为什么？老师讲得很简略，把这些放到中医内科以外了，中医内科主要只管五脏六腑的。五脏六腑都管得很少，小肠就没有主要证型和代表方剂，还不要说奇恒之腑了，脑、髓、骨、脉、胆、女子胞，纯粹就是讲医学基础的时候讲了，再以后就都忘了。我们的学术进展大吗？所以，痉、湿、暍、百合、狐惑、阴阳毒都是四肢九窍、血脉、躯干的病，它的基本观点是什么？从皮肤九窍，由表入里，由浅入深，由皮肤、血脉、肌肉、筋骨，然后到骨髓，这些病我们都不看了吗？

好不容易张仲景提出一条有特殊性的条文，他的表就是脏腑以外的东西，就叫表，脏腑才叫里。身疼，就是张仲景讲的表证之一，我这几天已经发过了。《伤寒论》第 91 条："身疼痛者……急当救表。"身疼痛还急当救表干什么呢？治未病啊。现在好多医院疼痛科都成立了，我们中医内科把它忽视了，痉病是张仲景第一个病，我们把它忽视了。

全国人民都知道补钙，但中医不能把痿病忘了。补钙把病治好了吗？湿病，全国人民都知道"我湿气重"，但是有些中医从业者，视而不见，听而不闻，我行我素。因为教材就没讲。这就是我说的，中医内科的教材需要增加这些！杂病，你看，妇科，儿科，五官、骨伤科，你有特殊的可以，就像我们宋虎杰院长的脑病医院，我们就是要从一个脏器一个脏器、一个病一个病来研究和治疗，而不能简单地说辨证。你有水停，我利水，你脑子不清了，我清化痰热，开心窍，这行了吗？真的，我们需要做的工作太多了。所以，我说"风邪入里成瘤说"，在这个上面体现得特别明显。

肠痈，古人有时候叫肠风脏毒。甚至我们在临床当中一些老太太说，我的肠子怎么有风呢，我们的肿瘤专家，看到肠风，看到脏毒，还能想到风吗？但是提到白花蛇舌草、半枝莲，全国人民却都知道。

话再说回来，为什么叫白头翁？量还不能大，二两拨千斤，这就叫白头翁！老了，不需要那么大动干戈了，不需要像赵子龙那么冲锋陷阵，一夫当关万夫莫开，百万军中取上将首级了，他就是诸葛亮——白头翁。神机妙算，就用那么二两，到现在是六克白头翁，大队的清热解毒，加一点温阳散寒的药，寒热并用，针对的就是直肠癌寒热胶结以热为主的实际状况。何况《神农本草经》白头翁直接就抗癌，即"癥瘕积聚"。

试问，白头翁汤这样理解对吗？大家再试试，当然，我们在实际过程中也不光是白头翁汤，我常常从治疗痔疮的资料学到了好多东西。防风、荆芥就是代表药，生地黄、牡丹皮、地榆、槐花、刺猬皮、桑白皮等，就不多讲了。

那么直肠癌的中期，用什么方子呢？三物黄芩汤。发现三物黄芩汤用于直肠癌的中期，是我治学方法的一个改变。宋代医家能把《千金》三物黄芩汤放到《金匮要略》上，治妇科产褥热，我就能把三物黄芩汤移植到直肠癌中期，不行吗？这不就是学吗？亦步亦趋啊，著名的《千金》苇茎汤也是这样移植来的。

那么，我抓住了三物黄芩汤只有三个药，哇！太地道了！你看，黄芩君药，一药四用，清实热、清湿热、清虚热、清血热，真正的是一夫当关万夫莫开。但是，这是我当时讲的，当我这几年再看《神农本草经》的时候，

经方医话·临证篇

王三虎

黄芩竟然就是治恶疮的，《神农本草经》明言，黄芩治恶疮。我说：我脸红了，我看了几十年肿瘤了，结果还不知道《神农本草经》里黄芩就是治恶疮的。是不是我们应该回归经典？所以，我说，浮沉医界五十年，我的最大经验就是回归经典。这就是中医的特点。

西医科研向前看，看看有什么新进展；中医科研向后看，问问古人怎么办？不重温经典，我们将穷途末路。所以，要激活经典，激活经方。经方的用药根据是什么？就是《神农本草经》。有的人说《神农本草经》张仲景没有看过，张仲景写序的时候倒说了，撰用《素问》《九卷》《八十一难》《阴阳大论》《胎胪药录》，并平脉辨证，为《伤寒杂病论》合十六卷，确实没有提到《神农本草经》，问题是《神农本草经》那时候也不叫《神农本草经》。

第二个，即使是他没有看过这一本书，但是，张仲景作为东汉时期的人物，《神农本草经》的内容基本上在那个时候就成熟了，他的知识结构，他对药物的理解，就是《神农本草经》的内容。这就像不管你是黑龙江中医药大学的还是陕西中医药大学的，那都是中医药大学，那能差多少？差不了多少。

所以说，我觉得，回归经典很重要。更重要的是除过黄芩，你看，现在说日本能用黄芩汤治疗癌症，我们国家现在很多科研人员又该研究了，不知道发表多少科研成果，使用多少科研设备。黄芩汤，日本说能抗癌，我们就把黄芩汤研究、研究、研究……最后呢？老祖宗早都说了，黄芩治"恶疮"。问题是有人会说，你在这说来说去，什么都是祖宗说了，不，我今天说出来和一般说说的意义不一样，我就这样用的。加之生地黄凉血润燥，苦参燥、生地黄润，润燥并用，这不就是我说的燥湿相混致癌论吗？相反相成。

我举个例子。中医就是这特点，那我没治过啊，没有理论的临床是盲目的，有了理论的临床就不是盲目的。这个人呢，是亲戚的亲戚的亲戚，当时2002年，也就是20年前，他找到我，是直肠癌术后，有淋巴转移，一次化疗没有做完就找我，我说怎么了？我就是看肿瘤的医生啊，他说我吃中药，我不化疗，受不了；第二，不但受不了，没钱，农村人没钱；第三，我家里还有80多岁的老母了，我还要伺候哩，他们说化疗几次，我没有时间。

我是用了没有办法的办法，最初是小柴胡汤，很快就开成三物黄芩汤了。你看，当你没钱的时候，我的药只有七、八味药，我就是以三物黄芩汤为主。到 2006 年的时候已经 4 年了，上有 80 岁老母，下地干活没有明显不适。我这里有他的一张照片，2017 年 3 月 6 日，西安市中医院国医馆，老先生找我来是看腰椎间盘突出的，他母亲呢？活了 103 岁，他倒成了孝子了。我们真真正正是用不多的药把他治好了。

那么，直肠癌的晚期我用黄土汤，也大出大家的意料。黄土汤嘛，那不就温阳止血吗？温阳健脾止血，是吗？它的生地黄、黄芩你怎么能简单用一个温阳止血来代替？我们就不知道方剂老师当时怎么想的，削足适履。那个时候的学术嘛（比较粗浅），总有个过程，可以理解，我们不要责备历史中的人物，让其与后人相比，要和他的前人相比，那时没有人讲过这个课，他讲了他就进步了。作为后人应该是譬如加薪，后来者居上，我们当然不必过于谴责。

但是，张仲景用黄土汤，我认为直接就是治疗下消化道恶性肿瘤出血的。根据是什么？根据除过药物以外，除过寒热并用，你看生地黄、黄芩、附子、黄土、阿胶，不是寒热并用吗？更主要的是，我们就说读书的时候，要看他所处的环境，在什么情况下提出这一条的。

刘渡舟教授，在我们《陕西中医》，也就是 1979 年创刊号，1980 年第一期，头版头条连载了两期《伤寒论条文排列法的意义》，非常引人深省，对我影响至深。但是，同是一本书，《金匮要略》条文排列法的意义呢？好像刘老和他的弟子，一直到现在我还没有见过任何人提出，没成文。至少我这么多年就做了这个工作。所以，我的《王解医学三字经》《王解金匮要略》现在也播出了那么前几章了，是中医在线录播的。

就是因为我把它解开了，其中一个代表就是，你看黄土汤治疗便血，是下消化道恶性肿瘤，它寒热并用啊。更主要的是它的上一条恰恰是"吐血，柏叶汤主之"，我敢说一般人不用柏叶汤，凭什么一吐血就是柏叶汤？我就敢用，为什么？侧柏叶凉血、止血，炮姜温阳止血，恰恰就是寒热并用的，恰恰就是治恶性肿瘤的上消化道出血，不管胃炎还是食道癌，我们有足够的例子来证明，说明《金匮要略》的排列法是有意义的。

当然，当我把这个白头翁汤放在直肠癌的早期的时候，大家有点想不通。其实啊，直肠和阴道是一层之隔，只隔一层窗户纸。张仲景就是这样的嘛，所以，妇人产后病的白头翁加甘草阿胶汤，你不觉得这里边多少有点像黄土汤？我觉得一样的，这个时候湿热未尽，阴液已伤。

那么，也举个例子。这是蒲城的，2000 年的，本来应该举现在的，这是以前的。她纯粹就是吃中药的。你看，我当时是用白头翁治的。药不多吧！最后失去联系了，为什么我现在才把她拿出来讲呢？2011 年 12 月，其子之友，当时正是此人介绍来的，就是他儿子的朋友当时介绍他找我的，来看病的时候说："这人还在。"

因为经济困乏，再想来而不能，也就没有用其他药。这使我更加认识到了，人与人不一样，病与病不一样，即使这个病愈了，我也不敢说一定是我的功劳。我们作为医生，认真细致，不糊弄人，不简单地对付，我给你开出方子了，做到尽心尽力，说到底，治癌症就是，听天命，尽人心。

例子还不少，另外加了些内容，这是今年我给香港中医学会继续教育，讲这个 22 小时的"经方抗肿瘤"加了些内容，这个内容超出了我们今天的时间了，所以我就不讲了，好在有文字大家可以看，你比如说结肠癌肝转移一吃就是七八年，跟上我。这就是现实。方法可能并不神奇，我们只是实实在在地践行了张仲景的理论，用我的一首诗，顺口溜，结束我的讲演吧："沉浸岐黄五十年，践行仲景如登山，不比景岳著全书，只求小补于人间。"谢谢大家！

（广誉远国医馆周东旭、王欢根据王三虎教授 2022 年 12 月 3 日在第八届西北经方论坛讲座记录整理）

第十三节　结肠癌肝肺转移的中西医结合

抗癌是个持久战，需要统一战线，共同应对。这篇文章主要是来自患者的微信，条理清晰，详细具体，甚至她早就知道要在这里和大家见面的，我还是尽量尊重原文吧。

海外游子，陈女士。结肠癌肝转移。2020 年 11 月 30 日（远程网诊）首诊，处方：

生地黄 30 克	苦参 15 克	土茯苓 30 克	薏苡仁 30 克
姜半夏 15 克	黄芩 12 克	柴胡 12 克	瓦楞子 30 克
海蛤壳 30 克	夏枯草 30 克	鳖甲 30 克	煅牡蛎 30 克
人参 12 克	茯苓 12 克	甘草 12 克	

2021 年 9 月 13 日微信："王教授您好，我已经完成六个疗程的化疗月余，化疗期间仍间断服用您开的中药。病史，结肠癌术后一年，肝右叶转移，行肝右叶切除术后七个月，术后三个月行六次化疗，约三个月，现已完成全程化疗治疗约一个多月，自觉恢复挺好，近两周每日可走8000～10000 步，大小便正常，饮食正常，偶有失眠，晨起有痰在喉咙里，咳出即可，白天无咳和痰，晨起时有白色薄舌苔而易除去。

化验结果，肝肾心功能正常，血红蛋白 95g/L，有点贫血，CEA 正常，全身 CT 未发现异常，我想继续服用中药防止复发，因疫情不能回国，待能回去时，定让您面诊和面谢，您看需要网诊吗？如果需要，看您什么时间方便，多谢您的救命之恩。"

视舌红苔薄，回复处方：

生地黄 30 克	黄芩 12 克	苦参 12 克	柴胡 12 克
党参 12 克	姜半夏 15 克	甘草 9 克	黄连 9 克
桔梗 12 克			

患者问："多谢老师，这个方子比以前少了很多，能否告诉我得肿瘤的原因吗，是燥湿？是寒热？还是别的原因？"

回曰："大肠湿热成毒，外受风邪，燥湿相混，上窜肝经。经过一个阶段治疗，邪退正衰，所以，缩小建制，仅用结肠癌基本方三物黄芩汤和肝转移基本方小柴胡汤。暂以党参代人参修复中气。"

2021 年 10 月 18 日："服药 14 剂。我现在有一些新症状，大小便正常，饮食好，夜里睡易醒，但还能继续睡，晨起手指关节疼痛，有肿胀感，后背冷，髋关节内有冷感，双下肢好像站在冷水里，近日来夜间咳嗽，特别是刚要睡时嗓子干痒，咽喉部有一点白色痰。"

热邪未已，寒邪复起，上方加淫羊藿 30 克，巴戟天 15 克，防风 12 克，薏苡仁 30 克，徐长卿 20 克。

2022 年 3 月 18 日："王教授您好，需要您救命了。手术化疗后约一年，近月 CEA 升高，CT 示肝上有 4 个小病灶，肺部一个小病灶，估计还是来源于肠。病史，结肠癌术后一年肝右叶转移，行肝右叶切除术后 13 个月，术后 3 个月行 6 次化疗，约 3 个月，现已完成全程化疗治疗，约 7 个多月，自觉恢复挺好，每日可走 8000～10000 步，大小便正常，饮食正常，近 3 个月咳嗽有少量白色痰。

化验结果，肝肾心功能正常，血色素正常。CEA 每月查一次，近 2 个月由较低 2ng/mL，转到上个月 3ng/mL，这个月 5ng/mL。全身 CT 发现异常，肝和肺有复发，医生已建议做下一步化疗，我想继续服用中药配合化疗。"

上方去党参、桔梗、淫羊藿。加人参 12 克，黄连 9 克，鳖甲 20 克，煅牡蛎 20 克，白术 15 克，茯苓 15 克，土茯苓 30 克，苍术 15 克，浙贝母 20 克，郁金 15 克，姜黄 15 克，地榆 30 克，茜草 15 克。

2022 年 4 月 17 日："王老师，告诉您好消息，中药方加地榆和茜草 4 天，白细胞升高到正常，我昨日接受治疗，非常感谢您，我的身体状况特别好，没什么症状，如果多吃点体重都会增加，没发现时，都是七分饱，平时注意养生和锻炼身体，不知道为什么就控制不住这些坏细胞。

但我心态平和，我会用我一生知识来打持久战，我相信中西医结合是可以控制肿瘤扩散的最好的方法，我也希望您有信心帮助我治疗，我的病历会在您的书里有一章，非常感恩有您这样中医大家帮助治疗。"

2022 年 4 月 26 日："我现在化疗完成两个疗程，这个周六开始第三个疗程，身体状况良好，偶有疲劳，饮食及大小便正常，但前天开始有口腔溃疡，在右舌侧和左下齿缘下，今晨咽部不适，喝水有疼痛感，请帮助。"

舌红龈赤，可见溃疡。上方加升麻 15 克，女贞子 12 克，白芷 12 克，石膏 20 克。

4 天后收到微信："师父告诉您好消息，CEA 已从 10ng/mL 降到 6ng/mL，经过两个周期化疗和您的中药，能达到这个水平，我非常高兴。今天血象正常，明天可以第三周期化疗。感谢感恩有您帮助治疗，我非常有信心打败疾病。"

2022 年 6 月 12 日："恩师好，我昨天开始了第六次化疗，明天完成用药。我现在睡眠好，饮食佳，口腔溃疡几乎没有，皮肤疹较轻，用一些乳膏可以好转，好在脸上少，不是很痒，无恶心，少疲劳。

化验结果显示肝肾骨功能正常，血象正常，CEA 保持在 4ng/mL。5 月 28 日 CT 和 MRI 结果显示 goodpartialresponse（PR），做 CT 时是化疗第四次完成，说明化疗效果不错，也说明我们用的中药，这些一切都是正确的。"上方去石膏。

2022 年 9 月 1 日："恩师好，紧急求救，我完成了 11 个疗程的化疗，副作用均可克服，无明显不适。今天准备周六的第十二次疗程和复查 CT，血液检查还没有出来呢，但 CT 发现了左肺有散在血栓，建议溶栓治疗，我正在等治疗，无心慌气短，只有左肩及左胸稍有不适，大小便正常，食欲可，睡眠可，求恩师给予治疗方案。"

上方加桃仁 15 克，红花 15 克。后边紧接着"亲爱的老师您好，今天先告诉你了一个坏消息，再告诉您一个好消息，CT 结果肝肺上肿瘤已经消失了，我们胜利了，感谢感恩您的治疗，下一步就是保住这个胜利果实，还需要您，有您功劳。"

2022 年 9 月 22 日："亲爱的老师好，汇报一下病情。我上周末完成了第十三次治疗。上次 CT 结果没有发现肝上肿瘤。肺部已干净。一周后又做了肝 MRI，可见两个约 5mm 的病灶。与上次 3 个月前比较，上次 CT 可见一个 1.1cm 病灶，但 liver MRI scan 可见 5 个，从 5 ~ 11mm，这次剩下的两个均缩小一半。15 号见了 consultant 他说，moreoptions，可以继续化疗，也可 radiation。他将在 MDT meeting 上讨论。我没有主意，请老师建议。"回曰：继续服药。

2022 年 10 月 11 日："亲爱的老师好，向您汇报一下情况，MDTmeeting 认为，现在化疗效果挺好，肿瘤 response 好，建议再做四到六个疗程，我的 consultant 也建议同样的，他说只要能耐受治疗，首选还应该继续，我也同意他们的意见。这也正是您建议的。应该 10 月 1 日那周做第 14 次，但由于白细胞过低推迟了一周，也是第一次出现。

自从用了您的药后。在 10 月 8 日进行了第 14 次治疗，我自觉症状挺好，没有太多的副作用，疲劳，口腔溃疡轻度，这个疗程皮疹有点明显，但用外用黄连膏现已不明显，食欲好，睡眠还好，每日走路 8000 多步，这周 CEA 检查一次变成 2ng/mL，另一次是 3ng/mL，总之 CEA 还在 response，我对 CEA 非常敏感，应该是个好现象。

我认为中药和针灸在减少毒副作用方面起到了很大作用，非常感谢您，在一开始化疗时帮我设计的方案，军功章上有您一多半，终生不忘。下周我们去 holiday 同时休息一个疗程，然后再战，冲刺，我的目标是 radicalremission，感谢感恩遇到您。"

2022 年 12 月 15 日："亲爱的老师好。告诉你一个好消息。刚刚我的 consultant 给我打电话。告诉我，MRIscan 的结果，你还记得上次九月底 MRI 的结果是两个很小的，一个是 5mm，一个是 2mm，3 个月以后也就是 12 月底再做，那小的已经消失，5mm 呢，变成 justcanseeit。

我们非常高兴。近周的 CEA 已是少于 2，上周六（10 号）完成了第十八次化疗，白细胞趋于正常，体重一直没有变化，跟 10 个月前开始化疗一样，食欲一直可以，口腔溃疡和皮肤疹子有点干扰，但用了西瓜霜和黄连膏得以改善。

您的中药和针灸一直用，只是最近睡眠有点差，其他均好，感谢感恩遇上您，帮助治疗得以有现在的结果，军功章有您一半功劳，我坚信中西结合治疗，一定能清除最后一点肿瘤细胞。"

回曰：加柏子仁 12 克。

第十四节　证实风邪入里成瘤的证据链

我提出"风邪入里成瘤说"已经 20 年了，得到了医患的认可，提高了诊断的预见性、前瞻性和准确性，提高了临床疗效，取得了阶段性的成果。

但是，风邪入里形成肿瘤的中间环节仍然模糊不清。肺结节、甲状腺结节、乳腺结节等病患的日益增多，给我们寻找中间环节，乃至病因的具体化，未病阶段向已病阶段的过渡，甚或肿瘤的早期病变、原位癌游移夹杂阶段的证据提供了极大的方便。只要有一双探寻的眼睛，联想追问，随时记录，积少成多，证据链就建立起来了。

2022 年 11 月 15 日。我在天颐堂中医院就记录了 3 个相关病历。当一个 30 岁左右的知识分子模样的人找我看"普通病"，症状繁杂，有风邪散漫特点的时候，我多看了他一眼，说"你是高材生，工作压力太大，心动则五脏六腑皆摇，风邪乘虚入里"。

患者夫妇点头称是。先生是右胁下胀，食油腻痛，易腹泻，咳两个月，胸膈不舒，汗正常，不恶寒，目周发黑，项强。B 超、胃肠镜阴性。胆囊息肉 1.5mm，螺旋 CT 肺结节 2mm。咳嗽运动后喘，舌红，苔薄，脉滑。

此为风邪入里，太阳、少阳病，胸膈受侵，方用葛根汤、小柴胡汤、栀子豉汤，12 剂。张仲景把栀子豉汤证放在太阳病中篇，言外之意，外邪袭人，既可以由表入里，也可以从口鼻至胸膈、心下，乃至少腹和腰以下，千万不可以六经限定眼目。

有意思的是其夫人也是研究生毕业，工作压力大，症状大同小异，我暗自捣鼓，这哪里是看病求医，简直就是给我提供临床素材。症见烦躁、失眠多梦，精神状态差，晨起身困 1 年。甲状腺弥漫性病变、囊肿，未查 CT、胃肠镜。注意力下降，汗不多。家族抑郁症病史。焦虑，强迫揪头发，咬唇于初中开始，易腹泻。舌淡红，苔薄，脉沉弦。

此为风袭少阳，心神动荡，病程日久，咽喉受殃，风邪从九窍而入的证据谛也。方用柴胡龙牡汤、桔梗汤，12 剂。

好像前两个患者风邪入里的范围还不够大，影响还不够深，与肿瘤还较遥远。紧接着这个中年妇女就接踵而至。胆结石 2 年，体检发现 1.7cm 直肠息肉，Barrect 食管，右大腿皮肤脂溢性角化病，双眼干眼症、双眼视网膜动脉硬化，双眼屈光不正，子宫肌瘤，肺部结节 1.0cm，右肺上叶磨玻璃结节 0.4cm，甲状腺结节。

自述还有颈部丝状疣，6 年前行 Barrect 食管手术，1 年后复发至今。自

30年前结婚后与生气有关，曾受惊吓，脱发，怕冷怕风，食凉后胃痛，夜醒难入眠，多梦，胆小易惊，大便黏滞，便秘，灌肠十几年。

近年压力大，有时一天灌肠两次，飞蚊症，高血压，血压157/89mmHg。刻诊：头晕，独语不休，未服降压药，时耳鸣，食馒头或饼则噎，需喝水方解。手指僵痛，晨起发作八九年。舌淡红，苔薄，脉弦。

宋代的时候，"中藏多滞九窍，有唇缓、失音、耳聋、目瞀、鼻塞、便难之症"已经是个专家共识，奈何不久就响应甚微，至清代陈修园重提，仍缺乏呼应。两年前我讲《王解医学三字经》，眼前豁然一亮，拍案叫绝。从此一发不可收拾，正是"仁者见仁智者见智"。予小续命汤、防己地黄汤，10剂。

2022年11月25日下午，复诊。患者一进门就说："只吃了10剂。太神奇了。"自述：头已不晕，胃已不痛，排便已能自应，不怕冷，遇风不怕，食凉辣胃不再痛。补充存在问题：入睡难，脚喜伸被外，尿频，纳氏囊肿，慢性非萎缩性胃炎，主动脉斑块，手指关节结节，膝关节皮下结节。双膝关节痛。时头脑不清，健忘，时头疼，早起口臭，舌苔白厚，有齿痕，舌质淡，脉数滑。

上方不变，15剂。处方如下：

桂枝12克	制附片6克	炙麻黄10克	人参6克
白芍10克	杏仁10克	防风12克	黄芩12克
防己12克	甘草6克	生地黄50克	

2022年12月20日第三诊，患者如期而至，连说厉害厉害。我说，消除了的症状就不必了，光说不舒服的。她说，响屁太大。这又印证了我有关"矢气排风"的观点。

第十五节　甲状腺癌

我有一个甲状腺癌术后的女青年患者，比较敏感，观察仔细，加上跟随我（偶有他人）治疗几年，我又善于守方，虽尚未复发，但她在我的加减变化中发现海藻、昆布、川贝、浙贝、木通、玄参、香附子、夏枯草、丹参、连翘、牛蒡子、黄药子、龙骨、牡蛎，均不适宜。

副作用主要表现在面部出现红色丘疹，类似痤疮。机理不好解释，她是有痰热象，两目黯黑，其余工作生活正常。特此标出，还望读者诸君有解告我。果如是，岂非当尊吾师云。

第十六节　胰腺癌术后胃瘫

现在网络发达，信息驳杂，学术氛围，十分活跃，众说纷纭，超越千古。

2022年9月2日我在"王三虎"公众号上发表的短文《尿道炎》，两天时间，阅读量已过5000。不同的声音有之："王老师不是经方大家吗，为什么不用经方，而用自拟方，而且方子是如此之大，药量又如此之重。"我哭笑不得。

就在本公众号，我发表过大承气汤治疗肝癌脑转移昏迷，三天苏醒，至今健在；麻杏甘石汤治疗咳嗽数月，住院无效，7剂显效；小续命汤治疗脑出血昏迷的验案，怎么就视而不见呢。何况我主张以病情需要为准绳，不分中医西医，重经方不轻时方，合病合方啊。

尽管如此，我还是做了认真回答："当归贝母苦参丸就是经方，归脾汤是准经方。大方，是病程日久、病情复杂的无奈。单独用当归贝母苦参丸的案例可参。量的大小，还是以实际效果来定。"话不说不明，理不讲不透嘛。

当然，也有肯定的评价，也得原文照登。所谓兼听则明，偏信则暗。"王老师重经方而不拘泥于经方，是真正活用经方。疾病形式变化万千，不可能一个方子一成不变地打天下。我们要取的主要是经方的思维。（香港罗淑仪）"

两天后的今天，在西安益群堂国医馆，胰腺癌术后胃瘫的复诊患者，经方时方合用，效果之显，可见一斑。

2022 年 8 月 7 日初诊。67 岁的刘先生，胰腺癌剖腹探查术后胃瘫月余，不能出院。视频：鼻饲管，唇红苔厚，胃痞不食，水样大便。病属伏梁、胃反。

证系湿阻中焦，胃气大伤，升降滞塞。燥湿消胀，大补胃气，辛开苦降为法，以平胃散、小半夏汤化裁。处方颗粒剂：

苍术 30 克　　　厚朴 30 克　　　枳实 30 克　　　姜半夏 30 克
人参 10 克　　　黄连 10 克　　　生姜 15 克　　　鸡内金 30 克

27 剂，日 1 剂，分 2 次冲服。

2022 年 9 月 5 日复诊，夫妻一进门，喜笑颜开，竟无病象。同述服药 4 天就可进食出院，10 天后正常大便。无明显不适，舌淡红，苔薄，脉沉。空腹血糖 8.6mmol/L。效不更方，再开 27 剂。

2022 年 10 月 2 日第三诊，要不是患者自己述说，绝对看不出他得病了。关键是他怀疑只是对症没有治癌，要不然药性怎么这么平和呢？笑对曰：哪样药不是治癌的，非要用毒药不可？仍守方再进。

2022 年 11 月 6 日第四诊，诸症悉除，状若常人。没有"以毒攻毒的抗癌药而邪退正复。没有固守经方而医患双赢"，守方再进不疑。

2022 年 12 月 1 日第五诊仍无不适，守方再进。

本文在"王三虎"公众号发表后，其女留言"我就是文中刘先生女儿，父亲一生治学严谨，勤恳努力，退休没几年却不幸身染重疾，全家一度精神崩溃。所幸遇到王教授这样医者仁心的好大夫，用自己的医术和专业素养，迅速帮父亲打开心结，改善了术后胃瘫的难题。

吃上第一口饭时，父亲瞬间内心有了希望。一天天恢复中。身染重疾的确是人生不幸，然遇见暗夜中渡人给人希望的王大夫是我们全家的幸运。感恩不尽！祝王大夫安好，也祝更多人能像我父亲一样能重拾希望，好好活下去。"

第十七节　结肠癌

肠癌致大量腹水临床上可见到小青龙汤证，《伤寒论》原文就有"或小便不利、少腹满"明训。实际上风寒外束，肺失宣发，津液不循常道造成的腹水并不少见。

以下是录自 2014 年 11 月肿瘤阳光论坛张辉发表的信息："典型病案，患者，女，65 岁，肠癌致大量腹水，住院反复抽水，很快腹水复原，喘不得卧，倦怠乏力，重病面容，腹胀大如鼓，从小腹胀大至剑突下，平素哮喘，舌淡苔白津旺，脉沉迟。

诸医治疗效差，经与王三虎教授会诊，用麻黄、细辛、桂枝、五味子、干姜、生姜、白芍、甘草、姜半夏、半边莲、大腹皮、猪苓、车前草、白术、云苓、生黄芪、红参、玉片、泽泻、泽兰、益母草。

5 剂药后症状改善，但还不够明显，原方麻黄 12 克加为 15 克，取五味子，服后患者出汗，小便，大便均畅利，腹水明显减退，两个月未住院抽水，虽未治愈，但生存质量明显提高，供同行参考指导。"

第十八节　直肠癌术后

今天双喜临门，上个月我应邀在第 52 届樟树药交会上义诊的直肠癌术后患者微信告诉效果良好，同时得到信息，我侥幸获得全国医疗行业诚信建设活动"全国患者信赖的好医生"称号。

患者吴先生，64 岁。2020 年 10 月 16 日义诊。主诉：便血半年，直肠癌术后 3 月余。4 次化疗，形体偏瘦，大便前胃脘胀痛，大便干，食可，眠可，乏力，耳聋，腰痛手凉，舌红苔厚，脉沉右尺甚。

三物黄芩汤合大黄牡丹汤加味：

大黄 10 克	牡丹皮 12 克	桃仁 20 克	冬瓜子 30 克
薏苡仁 30 克	败酱草 30 克	地榆 30 克	槐花 30 克
防风 10 克	荆芥 12 克	生地黄 30 克	黄芩 12 克
苦参 12 克	当归 12 克	人参 12 克	骨碎补 30 克
杜仲 15 克	桑寄生 12 克	独活 12 克	木香 10 克

24 剂，水冲服，日 1 剂。

2020 年 11 月 12 日患者家属微信："吃了药后，大便通畅了。头晕乏力的状况明显好转了。人也精神了，也开始长肉了。从手术后瘦了很多，吃药后就感觉他长胖了点。"效不更方可矣。

我是真诚的。"大肠癌从肠痈论治"的演讲早已超过 60 场，我在临床上就是用的大黄牡丹皮汤等治疗肠痈的方剂。"风邪入里成瘤说"国内外演讲超过百场，大肠癌就与"肠风"密切相关，反正我是念念不忘，方中防风、荆芥是证。今天的诚信活动，算是对我诚信的肯定和奖赏吧。再接再厉，别无选择！

第十九节　骨髓瘤

多发性骨髓瘤又称浆细胞骨髓瘤，是分泌免疫球蛋白的单克隆浆细胞恶性增殖性疾病。浆细胞（或骨髓瘤细胞）在骨髓内大量增生，浸润骨骼，引起广泛溶骨性破坏，临床上 70% 的患者以骨痛为主要症状。疼痛多见于腰骶和胸背部，特点是活动后疼痛加剧，夜间减轻。

王教授认为，本病属中医学骨瘤范畴，明代医家薛己在《外科枢要·卷三》最早提出了骨瘤的病因病机及症状，即："若伤肾气，不能荣骨而为肿者，其自骨肿起，按之坚硬，名曰骨瘤。"

具体而言，内因禀赋薄弱，肾之精气虚衰，或肝血不足，或大病久病，气血亏虚，以致骨失所养，极易感受外邪。正是所谓"最虚之处，便是留邪之地"。

外因风寒湿邪混杂浸淫入内,正气又无力祛邪外出,则邪气逐渐深入,损伤筋骨血脉,以致气血凝涩,痹阻于骨,不通则痛;加之筋骨失养,骨质缺损,不荣则痛。尤其要注意的是,"寒邪不可轻"。寒邪凝涩,才是包括多发性骨髓瘤在内的晚期肿瘤患者疼痛难忍最常见和最主要的原因。

从发病来看,肾虚精亏骨弱,气血不足,风寒之邪避过少阴,直入骨髓,损骨伤筋,影响气血流通。这是风邪入里六经通道的又一发现。

对于多发性骨髓瘤,西医学尚无特异性治疗方法,疗效差,复发率高,难以治愈。经过多年理论与临床研究,在对多发性骨髓瘤病因病机独到认识的基础上,我以补肝肾、益气血、祛风湿、止痹痛的独活寄生汤为基本方。

方中独活、细辛、肉桂、防风发散阴经风寒,疏通筋骨痹阻。杜仲、熟地黄、桑寄生、牛膝补益肝肾,强筋壮骨。当归、川芎、白芍养血活血。人参、甘草益气和营,扶正祛邪。茯苓健脾利湿,培补气血之源。秦艽祛风止痛兼清虚热,照顾寒邪郁久化热的可能。

药味虽多,条理分明,面面俱到,尤其是方中15味药中,就有11味药据现代药理研究有抗肿瘤作用,非常适合多发性骨髓瘤的基本病机。我根据多发性骨髓瘤骨质受损的病理,在独活寄生汤的基础上,一般都要加土鳖虫、自然铜、骨碎补和血竭等接骨续筋、祛瘀止痛之品,以对抗肿瘤细胞对骨质的破坏。

《长沙药解》谓土鳖虫"善化瘀血,最补损伤",《日华子本草》谓自然铜"消瘀血,续筋骨",《中华本草》谓骨碎补"补肾坚骨,活血止痛,接骨续筋",《海药本草》谓血竭"主打伤折损",《日华子本草》谓血竭"治一切恶疮"等均是其用药依据。还酌情选加祛风湿、通经络、止痹痛的徐长卿、肿节风,补肾壮骨的龟甲等。值得一提的是,白矾,《神农本草经》谓"坚骨齿",《名医别录》谓"除固热在骨髓",可见很适用于骨髓瘤。

另外,寒邪入髓日久也有化热之机,甚至寒热胶结,用秦艽清热养阴祛风之外,还可加地骨皮、鳖甲。透邪外出除细辛外,还可加青蒿。邪出肌表的发热舌红,要加水牛角凉血活血,紫草凉血解毒。

第二十节　食积

　　现代虽然膏粱厚味者众，但消食导滞却未被医家重视。明代嘉靖年间太医院院判余桥，精岐黄术，多有创见，仅《海外回归中医古籍善本集萃·医方集略》明文引用《余桥论》就有 19 处，远高于其他医家的两处和一处。该书在学医之法等绪论之后，首列脾胃门，后引《余桥论》，就食积致病诊疗，颇多心得，读其案例，感慨良多，引以为快。

　　余桥曰：或有大醉，至舌强语涩四肢痿软，其脉皆微缓，惟右关脾胃脉弦而细滑，按之有力，面黄如橘子色，两胁痛，噫气胀闷。只以二陈加枳术、麦芽、山楂、青皮、炒黄连、香附，消导有形饮食之积，再以二陈加猪苓、泽泻、茵陈、栀子、木通分渗无形湿热之气，数服后惟中气下陷，足趾酸痛，以八物汤去地黄加陈皮、半夏、苍术、黄柏，又制神术丸、白术膏兼服而安。

　　又有患胃脘痛者，脾胃脉弦急，重按则滑，此食积也，亦以二陈加曲、芽、山楂、青皮、香附、姜汁、炒山栀、缩砂仁，再勉其谨节，遂安。

　　又有数年患小腹痛者，惟脾胃脉沉小而滑。经曰脉滑者，有宿食，其痛始在胸中，日久渐下小腹，仍与二陈、青皮、山楂、曲、芽、醋炒三棱、莪术、沉香、木香，二剂行气散滞，痛随以失。古书云：一人伤冷物误冷药为患数年，后与对证之药，宿积顿除。

　　又有一妇人新产四五日，胸中胀满嗳气不欲食，肢体倦怠，右关脉滑实有力，予曰产后须当大补气血，必须暂用消食之药，以二陈、枳实、白术、曲、芽、山楂、炒黄连、缩砂二三贴，后以曲芽橘术烂饭为丸，每令食后服六七十颗，遂愈。

　　又有秋间患心胸肿硬尖起半寸许，右关脉滑大，询之乃食肉饮酒过节所致，以二陈、枳实、山楂、曲、芽、草果，少入醋炒三棱、莪术，姜煎服，仍以炒盐熨患处，良久行气，泄秽物，肿硬消失，仍用前药加白术，三剂而安。

又有患面肿者，上热下寒，水谷不入口，予曰胃口有风则头面肿，今寒凉之剂，转损脾胃，不能升阴降阳，风火独炽于上，面为肿热，以二陈倍姜汁、炒半夏、炙甘草、青皮、厚朴、丁香、藿香、草果、砂仁，少安后以二陈对理中汤加枳壳、青皮，上体皆安，惟两足发热，乃用八物汤加盐酒、炒黄柏、知母，复制加味虎潜丸令空心服，橘、半、曲、芽、枳术丸令食后服，完实如旧。

笔者以为，右关脾胃脉滑作为食积依据，余桥之验确有启发，但若能与舌苔滑厚、脘腹胀满疼痛等结合起来可能更有把握。另外，消化系统恶性肿瘤，尤其是胃癌、胰腺癌、胆囊癌、胆管癌等，实在是不能忽略食积这一重要病因病机的。因为现在生活水平提高很快，饮食结构中肉食比例大幅度增加，暴饮暴食，肥甘厚味，比比皆是，这不能不说食积是胃病乃至消化系统疾病的主要原因。

我们现代中医，熟悉生理、解剖，也知细胞、病毒与基因，但对中医传统三因、病因学说之一的饮食不节却只停留在书本上、口头上，而没有落实在临证上，正应了老子的话："为学日益，为道日损。"

无独有偶，《丹溪心法·伤食》有"治心腹臟，肉多食积所致"之说，可见食积导致心腹肿瘤甚至成臟胀古已有之。其方是："南星一两半（姜制），半夏、瓜蒌仁（研和，润）一两半，香附一两（童便浸），黄连三两（姜炒），礞石（硝煅）、萝卜子、连翘半两，麝少许。又方，加陈皮半两。上为末，曲糊丸。"

明·胡慎柔（《慎柔五书》）从另一方面论述了食积与积聚也就是肿瘤的关系，谓："病人久虚，内有宿积旧痰，用参、术补之，久乃吐出臭痰，或绿色痰，当不治。盖积之久而脾胃虚极不运，故郁臭耳。"

笔者谓：《黄帝内经》名言"膏粱之变，足生大疔"，以往只理解成"丁"是"疔"，那么，大丁，就一定是"大疔"吗？疔疮痈疽我们经常相提并论，恶疮是恶性肿瘤几无疑意，而大丁也不见得就不是大的恶性肿瘤。从食积论治消化系统某些恶性肿瘤，还是有一定的理论和实践基础的。

从另一方面来看，对大多数生活富裕的白领而言，节食就是保健，节食就是防癌。丘处机说得好："淡食能多补，无心得大还。"张之洞曾有明言："无求便是安心法，不饱真为却病方。"也正如林则徐的一副对联："惜衣惜食非仅惜财兼惜福，求名求利但需求己莫求人。"

第二十一节　积聚

王肯堂在《杂病证治准绳·积聚》中对积聚的治疗大法有精到论述，谓："大抵治是病必分初中末三法，初治邪入客后积块之未坚者，当如前所云，治其始感之邪与留结之，客者除之、散之、行之，虚者补之，与约方适其所主为治。

及乎积块已坚，气郁已久，变而为热，热则生湿，湿热相生，块日益大，便从中治，当祛湿热之邪，其块之坚者削之，咸以软之，此时因邪久凑，正气尤虚，必以补泻迭相为用。若块消其半，便从末治，即住攻击之剂，因补益其气，兼导达经脉，使荣卫流通，则块自消矣。"

张景岳对积聚颇有研究，《景岳全书·积聚》谓："凡积聚之治……欲总其要，不过四法，曰攻、曰消、曰散、曰补，四者而已。"

攻法、散法之外，消法、补法尚有特色："凡不堪攻击只宜消导渐磨者，如和中丸、草豆蔻丸、保和丸、大小和中饮之类是也。若积聚下之不退而元气未亏者，但当以行气开滞等剂融化而潜消之。"

"凡脾胃不足及虚弱失调之人，多有积聚之病。盖脾虚则中焦不运，肾虚则下焦不化，正气不行则邪滞得以居之。若此辈者。无论其有形无形，但当察其缓急，皆以正气为主。

凡虚在脾胃者，宜五味异功散或养中煎、温胃饮、归脾汤之类主之。虚在肝肾者，宜理阴煎、肾气丸、暖肝煎之类酌而用之。此所谓养正积自除也。其或虚中有滞者，则不妨少加佐使。"

尤其是对"积痞势缓而攻补具有未便者"提出"当以调理脾胃为主"的观点，体现出大家的定力，所列方药则张显其丰富的临床经验，谓："如洁古之枳术丸乃其宜也。余复因其方而推广之，近制芍药枳术丸，兼肝脾以消膨胀、除积聚、止腹痛、进饮食，用收缓功，其效殊胜于彼。再加大健脾丸、木香人参枳术丸，皆调补脾胃之妙剂，所当择用者也。"

不仅如此，张景岳已经充分认识到肿瘤的复杂性和顽固性，还特别强调了外治和灸法的作用与经验："凡坚硬之积，必在肠胃之外，募原之间，原非药力所能猝至，宜用阿魏膏、琥珀膏或水红花膏、三圣膏之类以攻其外，再用长桑君针法以攻其内。然此坚顽之积，非用火攻，终难消散，故莫妙于灸。余在燕度都，治愈痞块在左胁者数人，则皆以灸法收功也。"

和中丸，治久病厌厌不能食而脏腑或秘或溏，此皆胃虚所致。常服之和中理气，消食积，去湿滞，厚肠胃，进饮食。由白术、厚朴、陈皮、半夏、槟榔、枳实、炙甘草、木香组成。生姜汁和丸。

草豆蔻丸，治酒积胃口痛，咽膈不通。由草豆蔻、白术、麦芽、神曲、黄芩、半夏、枳实、橘红、青皮、干姜、炒盐组成。张景岳谓"此方当去黄芩，庶乎不滞"。笔者不以为然，辛开苦降，仲景之心法也。

大和中饮，载《景岳全书·新方八阵·和阵》，治饮食留滞、积聚等证，由陈皮、枳实、砂仁、山楂、麦芽、厚朴、泽泻组成。

小和中饮，载《景岳全书·新方八阵·和阵》，治胸膈胀闷，或妇人胎气滞满等症，方由陈皮、山楂、茯苓、厚朴、甘草、扁豆组成。

养中煎，载《景岳全书·新方八阵·热阵》，治中气虚寒，为呕为泄者。由人参、山药、扁豆、炙甘草、茯苓、干姜组成。方后"如胃中空虚觉馁者，加熟地三五钱"，显示出这位有"张熟地"雅号医家的特别之处。

温胃饮，载《景岳全书·新方八阵·热阵》，治中寒呕吐，吞酸，泄泻，不思饮食及妇人脏寒呕恶，胎气不安等症，方由人参、白术、扁豆、陈皮、干姜、炙甘草、当归组成。方后"如脾胃虚极，大呕大吐不能止者，倍用参术，仍加胡椒二三分许，煎熟徐徐服之"，值得重视。

理阴煎，载《景岳全书·新方八阵·热阵》的第三方，最能代表张景岳的创新观点。"此理中汤之变方也。凡脾肾中虚等证，宜刚燥者，当用理中六君之类，宜温润者，理阴大营之类，欲知调补，当先察此。此方通治真阴虚弱，胀满呕哕，痰饮恶心吐泻，腹痛，妇人经迟血滞等证。

王三虎 经方医话·临证篇

又凡真阴不足或素多劳倦之辈，因而忽感寒邪不能解散，或发热，或头身疼痛，或面赤舌焦，或虽渴而不喜冷饮，或背心肢体畏寒但脉见无力者，悉是假热之证，若用寒凉攻之必死，宜速用此汤，照后加减以温补阴分，托散表邪，连进数服，使阴气渐充，则汗从阴达而寒邪不攻自散，此最切于时用者也，神效不可尽述。"

此方由熟地三五七钱或一二两，当归二三钱或五七钱，炙甘草一二钱，干姜炒黄色一二三钱，或加桂肉一二钱组成。

芍药枳术丸，载《景岳全书·新方八阵·和阵》，治食积胀满及小儿腹大胀满，时常疼痛，脾胃不和等症，方由白术、赤芍、枳实、陈皮组成，比例为2∶2∶1∶1，并有脏寒加炒干姜、脾胃气虚加人参的加减法。张景岳自谓："此方较之枳术丸，其效如神。"

张景岳是我早年最崇拜的古今医家三张（张仲景、张景岳、张锡纯）之一，但对其学说知之甚少。尽管如此，我现在仍认为《景岳全书》应该是中医专业博士后的必读教材。他的特点是理论纯熟，分析透彻，纲举目张，条理清晰。只是讲病时，列方太多，又都是证方分开排列，读起来诸多不便，而且，创新方剂太多而往往又大同小异，只有如此抄录对比，仔细回味，反复揣摩，才能深刻地理解与掌握，才能内化为自己的知识与能力。

清代名医程国彭在《医学心悟》中也谈了积聚的治法，言简意赅，也有新意。"积者，推之不移，成于五脏，多属血病；聚者，推之则移，成于六腑，多属气病。治积聚者，当按初、中、末之三法焉。邪气初客，积聚未坚，宜直消之，而后和之。

若积聚日久邪盛正虚，法从中治，须以补泻相兼为用。若块消及半，便从末治，即住攻击之药，但和中养胃，导达经脉，俾荣卫流通，而块自消矣。更有虚人患积者，必先补其虚，理其脾，增其饮食，然后用药攻其积，斯为善治，此先补后攻之法也。初治，太无神功散主之；中治，和中丸主之；末治，理中汤主之。予尝以此三法，互相为用，往往有功。"

病症杂谈

第三章

第一节 常年感冒

以前我们常引用的一句话："纸上得来终觉浅，绝知此事要躬行。"是强调实践的重要性。事实上，陆游的这首诗，前两句才是重点，才是大发感慨，才是老成之言："古人学问无遗力，少小工夫老始成。"只有练好童子功，熟读经典，多年爬摸滚打后才能感受到理论的重要性，并不是单方面的强调实践。中医也是这样，只有理论自信，举重若轻，才能出奇制胜。

李先生，62岁。2022年6月5日西安市天颐堂中医院初诊。自诉多年来四季易感冒，天天吃感冒药。怕冷，头木，浑身不舒服，背有一片不适。舌红，苔薄，脉滑。《伤寒论》第18条："喘家作桂枝汤加厚朴杏子佳。"言简意赅，用于止喘，经验多多，而天天感冒，自然少不了咳喘。《金匮要略》："心下有留饮，其人背寒冷如掌大。"

症虽不多，营卫不和，痰饮内停谛也，乃以桂枝加厚朴杏子汤、苓桂术甘汤合方。处方颗粒剂：

桂枝12克	白芍12克	生姜12克	大枣30克
炙甘草12克	白术12克	茯苓12克	厚朴12克
杏仁12克			

30剂，日1剂，水冲服。

2022年7月3日复诊：自谓感冒次数减。从以前每天吃感冒药到近十天只吃过一两次。仍自觉腹中寒冷，喜热，胃胀，纳差，大便正常。舌脉同前。表证大减，寒痰偏重。上方加干姜10克，姜半夏10克。改炙甘草为甘草。30剂。

虽是小病，缠绵难愈，巧用经方，喜出望外，与我2008年获得"广西名中医"称号的心情何其相似："历数三十八年间，几多辛苦几多难。天道无亲天有眼，不枉多年读伤寒。"

第二节　失眠

睡眠既是人类生存的本能，也是保健与治病的重要内容。我觉得现在疾病种类越来越多、发生率越来越高的一个重要原因就是随着电灯、电视、电脑的出现，人们的睡眠时间越来越少了。睡眠时间的减少，造成了本可以在睡眠中得以修复的日常的、细微的损伤日积月累，久而成疾。究竟人一昼夜睡多长时间合适呢，我以为自有日月自然可以仿效，即日出而作，日落而息。这是人人可以做到但被现代人忽略了的效法自然。

1972 年发掘的长沙马王堆汉墓，曾出土了一批汉简，其中有医书《十问》，就披露了当时人对睡觉的认识："一昔不卧，百日不复。"汉乐府诗《孔雀东南飞》中"奄奄黄昏后，寂寂人定初"一句说明，"人定"之时是人们如睡之际。"人定"就是亥时，相当于现代 21 点至 23 点。因此人定又称"定昏""夤夜"，意思是夜已深，应停止活动安歇睡觉了。

古人还强调过晚睡的危害。明代谢肇淛《五杂俎》"事部"中称"夜读书不可过子时"，指晚上读书不能超过 23 点至凌晨 1 点。他认为，读书过子时"盖人当是时，诸血归心，一不得睡，则血耗而生病矣。"用今天的话说，就是熬夜读书将严重透支健康。

《内经》第一篇推崇古人良好的生活方式就是"饮食有节，起居有常"，旨在说明吃得好、睡得好就是健康的保证，也就是古人所说的"调寝食在医药之先"。清·梅公燮说得好："非安谷不能生精与气，非安枕不能养血与神。"中国古人对睡觉时的睡姿也很在意，并用七个字进行了总结："侧龙卧虎仰瘫尸。"最爱"讲理"的宋代人也总结过睡觉的理论，如南宋理学家蔡元定曾推出 22 字《睡诀》："睡侧而屈，觉正而伸，勿想杂念。早晚以时，先睡心，后睡眼。"叶天士也说得好："久病以寝食为要，不必汲汲论病。"

我第一次到柳州会诊，肿瘤科病房住着一位患胰腺性囊性肿瘤和前列腺癌骨转移的患者，彻夜难眠，我就是用黄连阿胶汤加味，一剂见效而后使其带瘤生存多年。以前学《伤寒论》不知道张仲景为什么把黄连阿胶汤证放在危重症期的少阴病篇，现在才明白，病到阴阳俱损的危重阶段，心火亢盛导致的失眠足以在短时间将人的阴液耗干，所以，治疗失眠就是急中之急。

看前面"少阴病"就明示病情危重了，且已"得之二三日以上，心中烦，不得卧"，其他不适已经不是主要矛盾了，马上用黄连阿胶汤吧，留得一分阴液，就争得一分生机。换言之，ICU（重症监护室）的患者就是"少阴病"人。

据西医学的观点，失眠就是高血压病的一个症状。不过是因为引起失眠的原因太多而被忽略了而已。如果重视失眠的调治，或许可以减少不少的长期服药人数吧。

对高血压这一类人的失眠，我首先主张节食，古人主张"过午不食"，对中老年人来说，犹如警钟，晚餐吃少很重要。因为晚餐过饱可使胃鼓胀，对周围器官造成压迫，胃、肠、肝、胆、胰等器官在餐后的紧张工作会传送信息给大脑，引起大脑活跃，并扩散到大脑皮层其他部位，诱发失眠。

当然，治疗这种失眠我喜欢用《内经》的半夏秫米汤。常常以薏苡仁30克代秫米，从而避免重蹈不离酸枣仁、柏子仁一类俗套的覆辙。

第三节　幻听

我的近亲，中考前突然幻听，总觉得窗外有人叫她，持续月余，有进无退。当地医师计无可施，有建议看精神科医师者。我听说后颇为着急，电话询问，知月经淋沥不净，以热入血室、热邪上扰耳窍立论，乃处小柴胡汤加生地黄、牡丹皮，一剂复常。

因为张仲景虽然在热入血室条未提幻听，但"昼日明了，暮则谵语"的病机可以意会，只不过证情较重，热扰心神而已。我以为，读伤寒多年，本次药到病除，喜出望外，最爽、最开心。经方的魅力，可见一斑。

近几年，广西柳州和北京均有类似案例，这种以小柴胡汤为主的方法有效，但用药时间长，有时要和西药配合。

第四节　鼻炎

　　我和我的书法家同学史星文开玩笑说，还是当书法家好。因为只要出了名，大笔一挥，写什么都能行。外行看不懂，怎么敢乱评论。当医生就不行，再小的病，再老的医生，都得认真对待，马虎不得。失之毫厘，差以千里。所以，总不能轻松自如。只有兢兢业业，小心谨慎为务。

　　就像鼻炎这个病，很常见的毛病，也未必百发百中。苍耳子散是基本方。对于过敏性鼻炎，遇风冷则喷嚏流涕，着实恼人。我以风寒束表，津液不循常道辨，以小青龙汤为主方，里热者加石膏。算个拿手戏。常常两方合用，屡试不爽。

　　这不，老乡鼻炎两诊20剂治愈，微信感谢，不亦乐乎！录其方如下：

麻黄12克	桂枝12克	干姜9克	细辛6克
五味子12克	白芍12克	姜半夏12克	炙甘草10克
生石膏30克	白芷12克	炒苍耳子12克	辛夷12克
薄荷12克	鹅不食草12克		

颗粒剂冲服。

　　另附张仲景原文供参考。《伤寒论》第40条："伤寒表不解，心下有水气，干呕，发热而咳，或渴，或利，或噎，或小便不利，少腹满，或喘者，小青龙汤主之。"

　　《伤寒论》第41条："伤寒，心下有水气，咳而微喘，发热不渴。服汤已渴者，此寒去欲解也。小青龙汤主之。"

　　《金匮要略·肺痿肺痈咳嗽上气病脉证并治第七》："肺痈胸满胀，一身面目浮肿，鼻塞清涕出，不闻香臭酸辛，咳逆上气，喘鸣迫塞，葶苈大枣泻肺汤主之。"

　　《金匮要略·肺痿肺痈咳嗽上气病脉证并治第七》："肺胀，咳而上气，烦躁而喘，脉浮者，心下有水，小青龙加石膏汤主之。"

第五节　颈椎病

每个时代都有不同的常见病、多发病。现代的颈椎病就特别常见而缺乏有效方剂。20多年前因自己得病而创制的新拟葛根汤，就是治疗这种病的效方。获效之例多多，似可不必赘述。

但在北京林超岱中医诊所见到陪来自上海的女儿看病的老患者，其激昂言辞，还是引起我说话的冲动。还是看看病历吧！

2020年10月14日，北京林超岱中医诊所。

李某，女，63岁，手麻，右肩痛，右手食指痛，失眠半月，去年曾腰痛连小腿。

CT：颈椎病。舌尖红，舌苔稍厚，脉弦。

诊断：太阳中风，肝肾亏虚。

处方：新拟葛根汤合交泰丸加减。

用药：

葛根30克	白芍30克	炙甘草10克	威灵仙30克
龟甲30克	川芎15克	防风15克	羌活12克
丹参30克	赤芍30克	黄连10克	肉桂6克
杜仲15克	独活15克	姜黄12克	桑寄生12克

14剂，水煎服，日1剂。

患者自述颈椎病困惑多年，没想到这个方效果出奇得好。一周症状消失，甚至包括失眠和没提到的不适症状，而且皮肤光滑、暗斑消失等。组方机理我已在《我的经方我的梦》一书中详细讲述，这里就不重复了。

第六节　中风眩晕·少阴病

　　就像眩晕一样，许多症状在成为主诉的时候就是独立的病。在这一点上，中西医是相通的，毋庸赘言。要说的是，西医诊断，尤其是住院诊断，往往可以并列十几种病。而我们中医所说的病案，包括住院诊断，不仅忽视辨病，即使有病名，也极少超过 3 个。究其原因，我们太强调辨证论治了，少了辨病，就遗忘了专病专方，以加减敷衍了事。

　　张仲景《伤寒论》"六经"是辨病的，太阳病、阳明病、少阳病、太阴病、少阴病、厥阴病，也是最早提出合病、并病概念且成功应用的。

　　《金匮要略》是辨病的，而且是几种疾病每每相提并论，如"痉湿暍""百合狐惑阴阳毒""胸痹心痛短气病"等，我辈岂能数典忘祖？我学经典出身，近年有搭上"经方热"的便车，辨病用方成为习惯。

　　近半年来，合病合方是我的热点、焦点。几个相对独立的病同时和先后出现在同一人身上是前提，合方就成为必然的选择。这和辨证的几个方用在一起不是一个概念，是辨病论治的忠实反映。

　　还是实例来得有力道。蔡女士，65 岁，西安市人。2021 年 9 月 2 日西安西华中医诊所初诊。

　　主诉：头晕三五年，时轻时重。

　　莫名其妙会恐惧，晕时自恐摔倒，前后不定，怕风怕冷，手指膝踝关节痛，温差大时明显，身𬌗动，面胀、睑胀、腿肿，入睡难，喜热饮，大便干。舌淡红，苔薄，脉沉。

　　病属：中风眩晕、少阴病。

　　方用近效术附汤、附子汤。

　　处方：

白术 30 克　　　　　附片 15 克　　　　茯苓 30 克　　　　　白芍 20 克
人参 10 克

30 剂，水煎服，日 1 剂。

术附汤是《金匮要略·中风历节病脉证并治第五》所附的近效方，由白术、附子、炙甘草三味组成，能"暖肌补中，益精气"，主治"风虚头重眩，苦极，不知食味"。我在十七八岁时就听党学都老师说过白水县吴茂荣老师发表过用近效术附汤治疗眩晕的文章，记忆犹新。

附子汤出自《伤寒论》第 304、305 条。我对第 305 条"少阴病，身体痛，手足寒，骨节痛，脉沉者，附子汤主之"尤为好奇。因为就是用条文中没提到治疗"疼痛的"真武汤，去生姜，加人参，就成了止痛之方，疼痛占了条文症状的一半，绝非偶然。

这也是我重视人参止痛的重要依据。还有，"人百病，首中风"绝非虚语。中风，未必只能引起半身不遂，眩晕也很常见。

2021 年 12 月 2 日复诊。自述服药 20 剂效果明显，30 剂后，未再服药。头晕好转七成，已无自控摔倒感，睑胀、面胀、腿肿消失，手指关节已不痛，怕风、怕冷、汗出大减。仍有面肌痉挛，入睡难，大便干。入冬以来，右肘拘挛，轻度腰痛伴右下肢拘挛，乃至夜间"抽醒"。又述皮肤瘙痒，近期头发际痒。舌红少苔，脉滑。

病属：痉病、太阳病。

方用：瓜蒌桂枝汤、麻黄桂枝各半汤加味。

处方：

天花粉 30 克	桂枝 10 克	白芍 30 克	生姜 12 克
大枣 30 克	炙甘草 12 克	麻黄 10 克	杏仁 10 克
葛根 30 克	木瓜 20 克		

12 剂，水煎服，日 1 剂。

痉病是《金匮要略》的第一个病。可能是文中有"卒口禁，背反张"和用大承气汤这重病内容，我们在临床已经渐行渐远，淡忘许久了。岂不知，病有早中晚，有轻中重。足挛急，小儿多动，太常见了，都是痉病。张仲景之所以如此表述，就有治小防大、治轻防重的"治未病"之意。

盲目补钙，是"端着金碗讨饭吃"的结果。皮肤瘙痒，我没被过敏限定眼目，不按常理出牌，经常用张仲景"以其不得小汗出，身必痒，宜桂枝麻黄各半汤"取效。但愿这次也能一如既往，医患双赢。

第七节　久咳

曹女士，52岁，宁夏人。2020年10月31日由朋友陪同来西安市天颐堂中医院就诊。

主诉：咳嗽20余年，逐渐加重。

从二十几岁咳到了五十几岁，住院门诊按支气管炎治疗，看遍医生，吃遍各种药，试遍各种疗法，仍咳嗽不止，有汗，感冒则加重，甚至胸闷气短，时有肿痛失眠，性情急躁，少量白痰。舌红苔厚，脉滑。

考虑病程日久，外邪未尽，伏痰化热，根深蒂固，肺气不宣，胸阳不展，肝火犯肺。非一方一法能够担当。以宣肺解表，理气化痰，清肝散结，宽胸通阳为法，乃取桂枝加厚朴杏子汤、小陷胸汤、瓜蒌薤白汤半夏以及自拟海白冬合汤加味。

处方：

桂枝12克	白芍12克	甘草12克	生姜12克
大枣30克	厚朴15克	石膏30克	杏仁15克
海浮石30克	白英30克	麦冬30克	百合30克
海蛤壳30克	夏枯草30克	瓦楞子30克	瓜蒌30克
薤白12克	黄连9克	姜半夏15克	党参12克
杜仲15克	牛膝18克		

2020年12月28日其朋友在国际传统医学大会专家群发信息："七剂药还没吃完就不咳了，她很惊喜、也很不可思议，要去看您、感谢您！"求其补充资料，乃成此文。疏漏之处，还请见谅。

第八节　短气病

短气，作为症状，指呼吸短促，在《内经》中出现6次，如《素问·风论》："肺风之状……时咳短气。"《灵枢·杂病》："心痛，但短气不足以息，刺手太阴。"《金匮要略·胸痹心痛短气病脉证并治第九》就把短气作为一个独立的疾病了。但是，以二版本科教材《金匮要略释义》为代表的中医专著只把短气当作一个症状，影响了对短气病的研究。

短气病的病因有二，一是发汗不彻，《伤寒论》第48条说得很明确："若发汗不彻，不足言，阳气怫郁不得越，当汗不汗，其人躁烦，不知痛处，乍在腹中，乍在四肢，按之不可得，其人短气但坐，以汗出不彻故也。"二是饮水偏多，《金匮要略·痰饮咳嗽病脉证并治第十二》："凡食少饮多，水停心下。甚者则悸，微者短气。"

短气病的病机是肺气不宣，微饮停留。这是从上述表述中得出的。肺气不宣和微饮停留，二者互为因果。因发汗不彻，肺气不宣，津液敷布不畅，或饮水偏多，停聚成饮，影响气机条畅。

短气病的特点是"亚健康状态"，是轻微的病症。看似平常人，不影响生活工作和学习，但经常自觉呼吸短促，气不够用，总觉房间憋闷，喜欢开窗透风。从虚实来分，是实证。即《金匮要略·胸痹心痛短气病脉证并治第九》"平人无寒热，短气不足以息者，实也"。

短气病的病位主要在胸中。《金匮要略·痰饮咳嗽病脉证并治第十二》："胸中有留饮，其人短气而渴。""肺饮不弦，但苦喘短气。"

短气病的鉴别诊断，主要是和胸痹心痛、痰饮病进行鉴别。胸痹心痛虽可伴有短气，但以胸腔憋闷心痛难忍甚至心痛彻背、背痛彻心为主，病情严重，病程长，发作与情绪、气候、劳累等有关，常需住院治疗。痰饮病尤其是支饮，虽然也可伴有短气，但不是主要症状，所以张仲景说"甚者则悸，微者短气""支饮亦喘不能卧，加短气，其脉平也"。

短气病的分型和治疗。一，若因发汗不彻，其人烦躁莫名，短气但坐，属肺失宣发，当以小发其汗，宜桂枝麻黄各半汤。二，若原因不明，自觉胸中气塞，短气不足以息，寸脉浮者，属肺气闭塞，微有饮邪，当宣肺理气化饮，茯苓杏仁甘草汤主之。三，平素喜饮白开水，偶觉短气、胃脘胀满，属微饮停留，气机不利，当理气降逆化饮，橘枳姜汤主之。四，短气伴虚肿，背寒冷如掌大，或面目微胀，属痰饮轻微，当以温药和之，可选苓桂术甘汤。五，短气伴小便不利，或少腹微感拘胀，属先天阳微，影响水化为气，当温肾化气，金匮肾气丸主之。

短气病验案：刘女士，55岁，陕西蒲城人。自述哮喘3年，遍求中西医药无效。2010年5月初，托亲戚找到我家。其人形体偏瘦，精神如常，述说病情纤细入微，滔滔不绝，我耐着性子听了后问，你只觉短气，怎么就成哮喘了呢。你让人家教授给你开平喘药，难怪无效。

摸其脉弦，观其苔薄，定不了是以上焦之气失于敷布，还是中焦气机不利，痰饮微停，乃中上二焦同治，方用茯苓杏仁甘草汤和橘枳姜汤合方：

茯苓 20 克　　　　杏仁 15 克　　　　炙甘草 6 克　　　　橘皮 12 克

枳实 12 克　　　　生姜 12 克

6 剂，日 1 剂，水煎服。

6 月初，问我说病已痊愈，以前买的贵重止喘药怎么处理？

笑谓：不是我让买的。

第九节　上气病

张仲景在《金匮要略》将上气作为一个独立疾病，和肺痿肺痈咳嗽并列来讲述。"咳而上气，喉中水鸡声，射干麻黄汤主之""咳逆上气，时时吐浊，但坐不得眠，皂荚丸主之""火逆上气，咽喉不利，止逆下气，麦门冬汤主之"等，吾等皆耳熟能详。

但什么是上气，并未明言。我遍查文献而不得知。遂根据仲景讲喘多而未言哮，本想喘不必兼哮，哮必有喘。岂汉以前无哮病哉？乃大胆推断上气是哮病。多次讲演，众皆会心一笑，但势必无文献依据。即使在宋代982年成书的《太平圣惠方》，也泛泛而谈，仅从气机论。故有病源二十首、一百三十四方之多，广罗原野也。

直到北宋1111～1125年间成书的《圣济总录》才有了明确论述，证明了我的推断。《圣济总录·卷六十七·诸气门·上气》："论曰：人一日一夜，凡一万三千五百息。呼随阳出，气于是升；吸随阴入，气于是降。一升一降，阴阳交通，气乃亨融。所谓上气者，盖气上而不下，升而不降，否满膈中，胸背相引，气道奔迫，喘息有声者是也。本与肺脏之虚，复感风邪，肺胀叶举，诸脏气又上冲而壅遏，此所以有上气之候也。"

有治上气乏急的地黄煎，治上气及诸逆神验的白前汤，治上气脉沉的泽漆汤，治上气咽喉不利的款冬花汤，治上气喘急的诃黎勒汤，治上气不得息、喉咽不利的沃雪汤（取麻黄、细辛、桂枝、半夏、五味子、生姜温药如汤沃雪之意），治上气倚息不得卧的荜茇丸（温中），治上气喘急的马兜铃散，治积年上气，服药不瘥的旋覆花丸，治上气喘促、涕唾稠黏、久不瘥的款气丸，治上气喘急、心胸满闷的降气散（青陈皮、巴豆、丁香），治上气的蒜酥煎，治上气喘急的双仁丸（桃仁、杏仁）诸方，源于仲景，宽于仲景。前圣后贤，学术接连，一脉相承。大开我辈眼目。

第十节　风邪入胸

一患者胸咽部不利如梗2个月，易过敏，服抗过敏药可减轻。学员提出可用小柴胡汤、瓜蒌薤白半夏汤、半夏厚朴汤等，我一一排除。我理解是这样，他是风邪入胸，我再三说风邪也可以入里。为什么说是风呢？一个，病位其实不定，并不是很固定在咽喉，邪气不是凝结了，还是风邪入胸了。

再能证明风邪入胸的就是，你们说是过敏，吃抗过敏的药有效。我看就是麻杏石甘汤证。根据是什么？麻黄、杏仁就是祛胸中的风的，根据是什么？

"小续命汤桂附芎，麻黄参芍杏防风"，麻黄、杏仁都有了，"黄芩防己兼甘草"，三样药都有了，我们没用小续命汤，"六经风中此方通"，不是通治六经，只是把肺经祛风的药提出来了。

麻黄、杏仁、甘草，其实就是三拗汤，但我们的思路是从这上面来的，然后是石膏，石膏非常重要，面赤在这摆着呢，镇静抗过敏在这摆着呢。他没有和痰相结，风邪入了胸咽。

我再三说我们的辨证是不够的，老是脏腑辨证，病位是在肺吗？这就是在胸咽，（风邪）从这里下来了，但是还没有化热，化热不明显，所以不是栀子豉汤证，这其实是栀子豉汤的前期症状，是栀子豉汤证的另一个表现。

初期不稳定时期，最早发现时用麻杏石甘汤；再化热了，用栀子豉汤。这是我们对栀子豉汤证前期症状的一种描述，风邪初入胸咽，他可以从上面下来，再到胃呀，再到小肠啊。所以今天我们就发现，在栀子豉汤证的前期、轻症，还有麻杏石甘汤证。

（刘小超　整理）

第十一节　高血糖

王先生，46岁。2020年1月9日于渭南市中心医院名中医馆初诊。

主诉：高血压病十余年，加重10天。

平素服药控制血压130/95mmHg，十天前喝酒后头晕，血压170/135mmHg，住院一周血压降至150/100mmHg。

刻诊：面色黄，颧骨发红，头晕，颈部平时拘急，汗多，睡觉打鼾，近来需佩戴呼吸机睡眠。舌暗紫淡胖，苔水滑，脉滑。

按痰浊上犯辨，半夏天麻白术汤加味。

处方：

| 白术 12 克 | 天麻 12 克 | 泽泻 30 克 | 党参 12 克 |

| 苍术 12 克 | 防风 12 克 | 葛根 30 克 | 黄连 6 克 |
| 甘草 6 克 | 姜半夏 20 克 | 车前子 30 克 | |

28 剂，颗粒剂，1 日 2 次冲服。

2020 年 7 月 12 日复诊，患者高兴地补述血糖高 15 个月。由最初空腹血糖 7.1mmol/L，虽经运动饮食控制，逐步高至 7.3mmol/L。不料服药 28 剂，血压依然，血糖已降。

连续 6 次测空腹血糖，均在正常范围。而且性功能增强，已不再用呼吸机睡眠。高血压病、糖尿病均是终生服药的疾病。本案意外血糖恢复，为我们从中寻找规矩，积累了素材。

第十二节　口糜

口糜即口腔溃疡，我有三方应对，泻黄散治脾经湿热，严重者用甘草泻心汤。若年龄大，病程长，则非《备急千金要方》的十味肾气丸不可。

甘草泻心汤是我从《金匮要略·百合狐惑阴阳毒病脉证并治第三》学得，原治狐惑，所谓："狐惑之为病，状如伤寒，默默欲眠，目不得闭，卧起不安。蚀于喉为惑，蚀于阴为狐。不欲饮食，恶闻食臭。其面目乍赤、乍黑、乍白。蚀于上部则声嗄，甘草泻心汤主之。"狐惑，类似口、眼、生殖器三联症，今名白塞病，属疑难病症之一，用甘草泻心汤有效，但是病情缠绵，时起时伏。

延安刘先生，43 岁，2012 年 10 月 3 日初诊，患白塞病 1 年半，疗效不佳。

刻诊：口腔溃疡，下肢红斑，膝关节酸痛，食欲尚可，睡眠较差，大小便正常，舌红脉数。

姑以半夏泻心汤加补肾壮骨之品（颗粒剂）：

| 法半夏 1 袋 | 黄连 2 袋 | 黄芩 1 袋 | 党参 1 袋 |
| 生姜 2 袋 | 干姜 1 袋 | 栀子 1 袋 | 连翘 1 袋 |

金银花1袋	黄芪1袋	大枣1袋	炙甘草1袋
女贞子1袋	杜仲1袋	骨碎补1袋	龟甲1袋
牛膝1袋			

14剂，日1剂，开水冲化，分2次服用。

2012年12月3日第三诊，肾虚得补，腰膝尚健，口腔溃疡仍不满意，乃加大剂量，结合咽痛，加大清热解毒凉血之力，方用（颗粒剂）：

法半夏1袋	黄连2袋	黄芩1袋	党参1袋
生姜1袋	栀子1袋	连翘1袋	蒲公英3袋
白花蛇舌草2袋	紫草1袋	甘草2袋	女贞子1袋
牡丹皮2袋	黄柏1袋	忍冬藤1袋	牛蒡子1袋

日1剂，开水冲化，分2次服用。

自此，每月一诊，逐渐减药。

2013年11月4日，自述还是2012年12月3日方效果明显，乃依据胃脘胀满、下肢红斑发硬的特点，仍用2012年12月3日方加枳实1袋，当归1袋，桃仁1袋。日1剂，开水冲化，分2次服用。本案例说明古人的话是对的，"湿热相合，如油入面，难分难解"。还说明，在一定阶段，药量要有不同。

口腔溃疡，也多以甘草泻心汤取效，乃清热燥湿解毒之功。1981年秋，渭南中医学校杜老师口疮延年不愈，乃托当时进修班学员王某向其父——陕西中医学院（现陕西中医药大学）人称王方剂的王正宇老先生求方如下：

熟地黄24克	山药12克	山萸肉12克	牡丹皮6克
茯苓9克	泽泻9克	玄参12克	白芍12克
炮附子6克	肉桂6克		

开水煎，凉服。服药即效，数剂已将告愈。

因事务繁忙乃将金匮肾气丸加玄参12克，白芍12克（为末冲服），结果病情反复，只得改用原方，继续服用20余剂痊愈。

笔者当时学力有限，以为金匮肾气丸加玄参、白芍而成。其后读《千金翼方·卷十五》方知实际就是十味肾气丸原方。多年来此方常常是我治疗顽固性口腔溃疡秘密武器，屡用不爽。

2009 年 7 月 27 日阅尤怡《医学读书记》"口糜",记载其从子患口糜,"势甚危急,欲饮冷水,与人参、白术、干姜各二钱,茯苓、甘草各一钱,煎成冷服,日数服,乃已。盖土温则火敛,人多不能知。此所以然者,胃虚食少,肾水之气逆而乘之,则为寒中,脾胃虚衰之火被迫上炎,作为口疮。"

可见医学无涯,学然后知不足。更重要的是,尤怡明确了适应证,"饮食少思,大便不实,或手足逆冷,肚腹作痛是也",大大增强了辨证用方的可操作性,而且还指出了主药"王肯堂治许少薇口糜,谓非干姜不愈,卒如其言"。

第十三节　眩晕、身痛

2022 年 9 月 1 日,网络弟子姚金仙在"王三虎第二届网络弟子群"发的信息,让我觉得有必要和大家共享。

"2019 年 6 月 3 日。邵女士,54 岁。浙江义乌人。头眩晕,左肩膀酸痛不能往后背转及上伸伸不直,右肩膀也有酸痛,伸屈正常。月经去年还有今年没来过。二便正常,睡眠不好,半夜醒来睡不着,饮食正常。左边大腿部前几天也痛了一下,左手穿扣内衣不方便,会很痛,伸不上去。左肩膀上痛、右肩膀也酸痛。其舌苔根上也有一小粒红点点突起。

处方:

天麻 15 克	菊花 15 克	葛根 30 克	姜黄 12 克
羌活 12 克	独活 12 克	桑寄生 12 克	秦艽 12 克
防风 12 克	细辛 6 克	川芎 12 克	当归 12 克
生地黄 30 克	白芍 20 克	肉桂 9 克	杜仲 12 克
牛膝 15 克	党参 12 克	炙甘草 12 克	龟甲 20 克
骨碎补 30 克	木瓜 15 克	薏苡仁 30 克	桑枝 30 克

14 剂,水煎服,日 1 剂。"

她的话,虽然有恭维之嫌,我也得晒晒。这就像患者给医生送了一个

"华佗在世"的锦旗，医生尽管收下了，也不会以为自己真能和华佗一样，姑且看之，姑且转之，势必还是能给爱好者提供一些信息和信心。

"师兄们，你们都是处在国家最需要的时候，又有师父这样的老师，在此群应该感到很荣幸，同行看门道不是吗！幸福感满满的，我个人心得，在师父笔下的草药是神奇的。师父一天要看那么多病号，还要飞来飞去，不妨亲自到现场跟诊体会。"

"早几年师父去国外，这个患者看西医住院，照样病没好，师父微信里看的，一个星期就好了。既然这么有效，她儿子让妈妈再吃一个星期。至今没犯过，很是敬佩，非常敬爱的老师！骨子里佩服师父，同时也希望师父不要那么累，多保重！国家在建设，中医需要您。"

好多人常说"个案嘛"。我以为，能网诊治好，能得心应手，能传承交流就不可以个案视之。这就像鲁迅说的"世上本无路，走的人多了就成了路"。我只不过是用了千古名方独活寄生汤加了治疗眩晕的药物而已。

第十四节　肩臂痛

肩臂痛，我常用蠲痹汤。对于指迷茯苓丸，虽闻神奇之处，总觉得有雾里看花之感，每难于把握适应证而失之交臂。

今读王旭高《医方证治汇编歌诀》，顿觉底气充足，眼界宽阔，把握不难。歌曰："指迷茯苓丸半夏，风硝枳壳姜汤下。中脘停痰肩臂痛，脉来沉细留心把。"不仅引喻嘉言语："痰药虽多，此方最效。"

而且比较系统地指出："痰饮流入四肢，令人肩背酸痛，两手罢软，误以为风，则非其治，宜导痰汤加木香、姜黄各五分。轻者指迷茯苓丸，重者控涎丹。又有血虚臂痛，宜蠲痹四物汤。"

第十五节　痹证

渭南中医学校老同学之妻，2017年4月1日晚双足及部分关节红、肿、热、痛，有时剧痛难忍，曾服吲哚美辛，症状减轻，也不红肿。至4月13日晚又出现红肿热痛，症状同前，持续不减。西医考虑：感染性关节炎。

5月1日去医院做了检查，结果血沉27mm/h、尿常规：蛋白（++）、血糖（+），肝功、肾功、血脂、风湿因子、免疫功能等均正常。虽5月5号复查尿常规、血常规均正常，但疼痛依然。发作时疼痛难忍、局部发热。

5月5号晚微信求方。询知舌红，无汗，脉弦数。

辨病：热痹。

证属外邪未尽，气血分热毒壅滞，经络不通。

法当清热解毒，两清气血，兼祛外邪。

白虎汤合犀角地黄汤加味：

石膏 60 克	知母 12 克	生地黄 30 克	牡丹皮 12 克
赤芍 30 克	水牛角 30 克	紫草 15 克	连翘 18 克
金银花 20 克	防风 12 克	荆芥 12 克	甘草 12 克

3剂，日1剂，水煎服。

3剂药后疼痛等症状消失，因便溏减石膏为30克，继服3剂巩固疗效。微信告知，至今安然。

第十六节　肝硬化

我治疗肝硬化的主方是小柴胡汤加丹参、赤芍、牡蛎、鳖甲等。因为肝硬化的胁痛、乏力、食欲不振、口苦、眩晕，心烦喜呕、苔白脉弦等症与小柴胡汤证比较适应，何况小柴胡汤的方后加减法中就有"胁下痞硬者，取大枣加牡蛎"之明言。

在我38岁左右，我家乡附近村庄的李民生医师，大我几岁，其夫人肝硬化多年，当时活血化瘀方兴未艾，他以及县境内辗转多医，桃仁、红花、全蝎、蜈蚣、土鳖虫等无所不用其极，始终解决不了舌上瘀斑如绿豆的问题，而且日渐消瘦、少气乏力，口干舌燥，食之无味。

我一反常态，用一贯煎、二至丸和六味地黄汤月余，舌上瘀斑消退，诸症好转。李医师就是想不通，没用活血化瘀药啊。从此对我尊崇有加，在我回乡探亲之日，常来探视学艺，推荐就医，渐成莫逆之交。

无独有偶，比李医师要大一些的王昌乾医师的夫人也是肝硬化，渐至腹水，腹大脐突，目黄面黑，齿衄鼻衄，皮下紫斑。家庭条件尚好，在西安没少住院，结果还是我用柴苓汤、茵陈蒿汤、犀角地黄汤等化裁，步入坦途，前后治疗四五年。

王医师也成了我的忘年交。光他推荐找我看病的亲戚朋友不下成百人次，还能在不耻下问之外，声称要收集整理我散落在乡间的处方云云，大有古代学者之风。

第十七节　胆汁反流性胃炎

大年初七，我还在老家。81岁的李老先生拿着土鸡蛋登门拜访，言胃脘胀痛三四个月，因疫情未做检查，去年清明时节我给他开的方子很有效，吃上三四剂就能管一个月（没症状）。其后胃镜示"胆汁反流性胃炎"，近期检测幽门螺杆菌阳性，希望再看看。

原方由栀子豉汤、芍药甘草汤、枳实芍药散、半夏泻心汤加味而成。治由寒热并用，缓急止痛，理气活血，升清降浊，舒肝和胃。

处方：

| 栀子 12 克 | 淡豆豉 12 克 | 白芍 30 克 | 甘草 10 克 |

枳实 18 克	竹茹 12 克	厚朴 15 克	党参 12 克
黄连 10 克	黄芩 12 克	干姜 6 克	大枣 4 个
姜半夏 12 克	蒲公英 30 克	连翘 15 克	

水煎服，每日 1 剂。

今仍述食多胃脘胀痛，口干但不苦，不吐酸，大便成形，舌淡红，苔薄，脉弦。上方改颗粒剂加麦冬 12 克，延胡索 10 克。10 剂。

按语： 常言说"兵来将挡，水来土掩"，当初我就没简单地用一方，说明已经看出问题的复杂性，也就是合方往往是不得已而为之。结果几天以后胃镜证明了我的判断。

今天我语重心长地告诉患者，这样的病，不能仅以症状消失为目标。药要连续吃，一周吃五天，一个月一疗程，至少吃 3～6 个月。这样才能巩固疗效，达到治愈的目的。需要说的是，蒲公英、连翘都有疏肝利胆健胃之功，既是"胃炎从疮疡论治"的效药，也是我治疗胆汁反流性胃炎的辨病用药，用量也是经验积累而来。

第十八节　大肠息肉

大肠息肉作为大肠癌的癌前病变，现在的发病率非常高，到我们肿瘤科看此病的人也很多，客观上摆到我们面前，我们不得不想办法。

我个人观察，大肠息肉以大肠湿热为主，伴有痰浊瘀血，所以我的基本方子是三物黄芩汤，因为考虑到大肠病位、病机的特殊性，所以一般要加防风、薤白、枯矾、乌梅。

乌梅是大连一个治肿瘤的谷铭三老中医的经验，认为乌梅能祛腐肉。我想还有刺猬皮，刺猬皮在肠道对肿瘤消积的作用效果非常明显，当然传统上的枳壳疏利大肠气机，当归活血理气，白头翁祛大肠湿热解毒，这些基本方药都是经常选用的。

第十九节　脏毒下血

脏毒下血，基本相当于结、直肠癌一类疾病。陈实功《外科正宗》认为脏毒在病因上是"醇酒厚味，勤劳辛苦"，在病机上是"阴虚湿热渗入肛门，内脏结肿"，与本人提出的"燥湿相混致癌论"不谋而合。

在临床表现及预后上，谓："刺痛如锤，小便淋沥，大便虚秘，咳嗽生痰，脉数虚细，寒热往来，遇夜尤甚，此为内发，属阴难治。"已经包括了结、直肠癌的肺肝转移表现了，甚至已经明确提出"虚劳久嗽，痰火结肿"这种结、直肠癌的肺、颈淋巴转移的表现"非药可疗，不可勉治"。

《儒门事亲》谓："夫脏毒下血，可用调胃承气汤加当归。泻讫，次用芍药蘗皮丸、黄连解毒汤、五苓、益元各停，调下五七钱服之。《内经》曰：肠澼便血何如？答曰：澼者，肠间积水也。身热则死，寒则生。热为血气败，故死；寒为荣气在，则生。"这就提示恶性肿瘤患者的发热不是一个好兆头。

古人限于历史条件和诊疗仪器，诊断往往并不准确，脏毒下血和肠风下血就容易混淆。如《儒门事亲》的肠风下血第十一，治疗肠风痔漏的神应散，用牛头角腮、猪牙皂角、穿山甲、猬皮、蛇蜕皮，就与现在我们治疗直肠癌的辨病用药极为相似。既说明古人对于脏毒下血和肠风下血容易混淆，又说明在脏毒治疗上我们和古人基本一致。

第二十节　泄泻

泄泻之因颇多，而风邪则是常常被人忽略了的第一要因。缪希雍（仲淳）在《先醒斋医学广笔记》中论泄泻就是先论风的："《经》云：春伤于风，夏生飧泄。春者木令，风为木气，其伤人也，必土脏受之。

又风为阳邪，其性急速，故其泄必完谷不化，洞注而有声，风之化也，故所谓洞风是也。宜先以风药发散升举之；次用参、芪、白术、茯苓、大枣、甘草、肉桂等药，以制肝实脾。芍药、甘草乃始终必用之剂。"

其后，对于肾泄，亦独具慧眼："肾司二便，久泄不止，下多亡阴，当求责肾，破故子、肉豆蔻、茴香、五味子之属不可废也。白术、陈皮，虽云健胃除湿，救标则可，多服反能泄脾，以其燥能损津液故耳！"这不仅使我们重新认识四神丸中五味子的作用，也为久泻不愈多一思路。

第二十一节　小便不利

明代太医院院使薛己，可能是诊疗对象非贵则富的缘故，极尽和缓药治病之能事，在其《疬疡机要》中对小便不利别出心裁："若因服燥药而致者，用四物汤加炒黑黄柏、知母、生甘草，以滋阴血。"

第二十二节　尿道炎

2022年8月31日在王三虎中医科普某群的一条信息让我兴趣盎然。"非常高兴和大家分享一下我的病例，我有膀胱炎好几年了，吃了好多药，偏方，西医治疗，膀胱清洗，都是反复发作，每次尿化验都有潜血2个＋，这次吃了王教授开的药方20天，尿频、尿急等症状没有了，主要是潜血没有了。谢谢王教授"。

查看7月29日微信记录："本人马英坤，64岁，女。主要症状，感觉总想小便，尿少，尿频，尿热，反反复复，总是好得不彻底。尿化验潜血有一个＋号，4年前做膀胱镜，里面有炎症和血丝。点滴，膀胱冲洗好了。一年后又犯了，又点滴，吃中药，这次没做膀胱镜，从尿道插管冲洗，现在症状还有一点点，但是化验单还有潜血。"

查看处方：

仙鹤草 30 克	地榆 30 克	生地黄 30 克	小蓟 30 克
白茅根 30 克	炒栀子 12 克	覆盆子 30 克	金樱子 12 克
人参 6 克	醋龟甲 10 克	制远志 6 克	当归 10 克
党参 15 克	大枣 50 克	木香 6 克	浙贝母 12 克
苦参 12 克	生甘草 12 克	生槐花 30 克	连翘 15 克
黄芩 12 克			

看这个思路，病久属虚，虚中有实，脾肾两亏，脾不统血，肾不摄精，湿热阴虚并见，血热伤络存在。以当归贝母苦参丸润燥并用、归脾汤补气摄血，加补肾摄尿、凉血止血诸药，终获佳效。

第二十三节　尿隐血 1

随着年龄大了，阅历多了，所遇疾患的复杂程度也不同了。我在临床，以病情为依据，价格贵贱，药味多少，是否经方原方原量，已经不是我所太过考虑的了。

实际上要做到这一点就不容易，即《论语·季氏》："君子有三戒：少之时，血气未定，戒之在色；及其壮也，血气方刚，戒之在斗；及其老也，血气既衰，戒之在得。"

能忘记名利，不计较得失，不在乎气血未定、血气方刚之人的横加指责、我行我素，基本上符合孙思邈所谓不在诊断用药时"瞻前顾后，自虑吉凶"。

这不，2022 年 9 月 12 日接到微信："您好！王教授，我今天去做了个尿检，都正常了，以前尿潜血 4 个 +，现在 0 了，太感谢您了！"

该患者 2017 年宫颈原位癌术后尿隐血持续不断。2022 年 7 月 17 日以

"尿隐血，夜尿频，小腹底部疼痛"网诊。我开的处方，和王三虎公众号2022年9月2号"尿道炎"的方子相近，只是少了当归贝母苦参丸以及黄连、黄芩等。

处方：

仙鹤草 30 克	地榆 30 克	生地黄 30 克	小蓟 30 克
白茅根 30 克	炒栀子 12 克	覆盆子 30 克	金樱子 12 克
人参 10 克	醋龟甲 10 克	制远志 10 克	当归 10 克
党参 15 克	龙眼肉 30 克	生姜 6 克	大枣 50 克
木香 9 克	炙甘草 15 克		

20 剂颗粒剂冲服。

2022 年 8 月 19 日微信："吃完了 20 剂颗粒药，现在腹底不疼了，但有尿泡，有尿等待，有时候右边腹部有痛点，最近感觉最不好的是右边乳房上有痛感，还有脖子不舒服，总感觉咽喉有一团是堵着的，会从下往上游走，挤压喉咙，早上起床总觉得右边喉咙是肿的。

有时候半夜左小腿肚子抽筋，现在晚上起夜大多数 2 次，偶尔 1 次或者 3 次。小便黄色，今天早上大便觉得无力，想便便不出，大便是淡淡的菜绿色，大多数一天 2 次。睡眠还行。"

上方加升麻 30 克，生石膏 30 克，连翘 18 克，厚朴 30 克，浙贝母 15克。20 剂。

这种从血热气虚论治凉血止血、引血归脾的思路还是经得起重复的。复诊热毒上壅咽喉，取升麻鳖甲汤、厚朴麻黄汤用药心法，效果满意，疗效斩钉截铁，可谓仲景不负我也。

第二十四节　尿隐血 2

现在信息发达，很有利于总结经验。这不，治疗尿隐血本来我就有一套，不仅是自我感觉，还有图有真相。

2022 年 7 月 8 日接到患者微信："王教授您好，我是去年春天您在莒县坐诊时找的您，治疗尿隐血（+++），您开的药方，喝了 24 剂中药，在医院化验是（+++），又喝了 12 剂中药，在健康查体中心查没＋号了，就一直没吃中药。"我要处方，只收到当时买药的依据，看来是小蓟饮子、二至丸加味。

我如实记录，补上我的常规用量。

处方：

小蓟 30 克	生地黄 30 克	木通 6 克	竹叶 12 克
炙甘草 10 克	蒲黄 20 克	当归 12 克	藕节炭 15 克
栀子 12 克	滑石 12 克	百合 30 克	女贞子 12 克
墨旱莲 12 克	地榆 30 克	炒槐花 30 克	当归 12 克
炒栀子 12 克	土茯苓 30 克	荆芥炭 12 克	白茅根 30 克

集腋成裘，未来可期。

第二十五节　腹痛

今日收到李先生微信："王教授你好，你在百忙之中，我又打扰你了，我是河南省驻马店的，今年 1 月 7 号能听到你亲自给我们讲课，我感到非常有幸，非常佩服你，你给我们的印象是：医学基本功扎实，乐观，随和，热情，厚道，豁达，勤学，传承，诚实，医学界的经方楷模。

我正在听你的讲课音频——我的经方我的梦，并加以关注了，我准备存到 U 盘，学时方便。我吃完了这 7 剂药，以前夜晚常被左侧上腹剑突周围疼醒，最近一次也没发作，白天时疼痛也好多了，后背时痛也减轻了，还继续吃吗？我听你的，谢谢你。"

我回信，请把当时的病情、舌苔、脉象发给我。回信："左侧上腹剑突周围夜晚睡觉疼痛醒有一年多了，白天时疼痛，按着有压痛，后背干活时疼痛明显，当时舌苔、脉象我记不清了。做胃镜示慢性浅表性胃炎，彩超都正常，做幽门螺旋杆菌阳性，我吃两周的西药无用。

你开的药方有：姜半夏 15 克，黄芩 12 克，黄连 9 克，党参 12 克，干姜 12 克，大枣 6 个，炙甘草 9，枳实 12 克，桂枝 12 克，当归 12 克，川贝 6 克，苦参 12 克。

现在也有尿急，憋不住，咳嗽，打喷嚏尿液流点，我准备好好吃你的药，给我治疗治疗。"我回信曰：原方加黄芪 30 克，继续一个月。

按语： 同样是寒热错杂，半夏泻心汤以"痞满而不痛"为着眼点。如果胃痛，就是《伤寒论》第 173 条对应的方证："伤寒，胸中有热，胃中有邪气，腹中痛，欲呕吐者，黄连汤主之。"也就是说，半夏泻心汤证是寒热相当，而黄连汤证则是寒多热少。《内经》曰："因寒故痛也。"

所以，去黄芩之苦寒，增加散寒止痛降逆的桂枝。一药之变，大相径庭。经方之妙，可见一斑。小便的问题，我遵张仲景《金匮要略·妇人妊娠病脉证并治第二十》"妊娠小便难，饮食如故，当归贝母苦参丸主之"，效验多多。无男女之异。虽未说好转，守方不移，加黄芪补中益气可矣。

第二十六节　痛经

2021 年的国庆节，我一如既往，在西安过了八天"劳动节"。10 月 9 日的西宁大美中医门诊，我喜出望外地获得了"累并快乐着"的回报。

陈女士，痛经 29 年，从无间断。多方求医，两次去北京，也去过西安、成都，多次在西宁找过外来专家，终无一效。2021 年 7 月 29 日在西宁市第二医院，我开了独活寄生汤加味，服用 14 剂，痛经消失，也没血块。原先的医生认为是放环的结果，患者不认可，乃取出已放置半年多的环，其后来月经一次，仍未疼痛。遂介绍痛经 30 余年的表姐服用此方 7 剂，腹痛消失。今日姐妹同来，现身说法，立此为证。

附处方：

独活 12 克	桑寄生 12 克	秦艽 12 克	防风 12 克
细辛 9 克	川芎 15 克	当归 12 克	肉桂 12 克
茯苓 12 克	炒杜仲 15 克	牛膝 30 克	党参 12 克
葛根 30 克	乌药 12 克	醋龟甲 20 克	烫骨碎补 30 克
鹿角 9 克			

另附患者今日当场微信："国庆节，五一节，王三虎教授统统劳动节。陈女士痛经 30 年，痛不欲生疑人生，独活寄生汤，从此不过中元节，天天只过感恩节。"

第二十七节　子宫肌瘤

子宫肌瘤很常见，按桂枝茯苓丸、温经汤等常用方法效果并不完全好。作为中医肿瘤科医生，应该坦诚并有所担当。我想，肿瘤的形成是复杂的、多因素的，子宫肌瘤也一样。

首先，子宫（女子胞）这个奇恒之腑，与太阳经、少阳经关系密切。不然，热入血室的 4 条，《伤寒论》中怎么会放在太阳病篇讲呢，怎么会用小柴胡汤治疗呢？再者，《金匮要略》妊娠病的第一个方剂怎么会用桂枝汤呢？

人是一个整体，但很多医生在实际临床上就忘了。风为百病之长，就忘得更多了。因为我们现代中医已经跟着西医重视看得见、摸得着的证据了。子宫肌瘤会不会是受了风寒之邪造成的呢？完全可能！

太阳寒水凝结、少阳津液积聚于子宫当是重要病机。"昔医云，中脏多滞九窍"，岂妄言哉！子宫口、阴道口二窍合一，极易感受风寒。

《金匮要略·妇人杂病脉证并治第二十二》："妇人之病，因虚、积冷、结气，为诸经水断绝，至有历年，血寒积结胞门，寒伤经络。"

《金匮要略》第一篇第二条张仲景两次提到风气，两次提到邪风，两次提到九窍，还不够语重心长吗？问题是理虽可通，法不难立，方药何处寻觅？

桂枝汤是现成的，药呢？《中药学》教材，就不要指望了，入门而已。《神农本草经》可是被我们忘了很多年的经典著作。尽管口头上强调的不乏其人，实际令人耳目一新的案例乏善可陈。

麻黄，"破癥坚积聚"；海藻，"破癥瘕，坚气，腹中上下鸣，下十二水肿"；紫石英，"女子风寒在子宫，绝孕，十年无子"；阳起石，"主崩中漏下，破子脏中血，癥瘕"；白头翁，"癥瘕，积聚"等，譬如宝库得入，美不胜收。但让我慷慨激昂地写出如上文字的契机，却是2021年1月23日深圳市宝安区中医院流派工作室陈女士来诊，告诉我子宫肌瘤没有了。预料之中，但幸福来得有点突然。

45岁的她子宫肌瘤术后1年又发，实在不想再手术。2019年10月求诊于我。处方：

白头翁 20 克	麻黄 15 克	桂枝 10 克	肉桂 10 克
杏仁 10 克	炙甘草 10 克	三棱 10 克	莪术 10 克

2020年7月12日第三诊时，子宫肌瘤33mm×28mm。乃逐步加量，今得知癥瘕消除，效不更方：

白头翁 20 克	麻黄 5 克	桂枝 10 克	肉桂 10 克
白芷 10 克	醋三棱 30 克	醋莪术 30 克	杏仁 10 克
豨莶草 30 克	昆布 30 克	海藻 30 克	紫石英 10 克
菟丝子 20 克	杜仲 20 克	仙鹤草 50 克	

无独有偶，快下班时，中山市来的老患者说她妹的子宫肌瘤服药两次由70mm×50mm变为70mm×40mm。处方如下：

柴胡 12 克	黄芩 12 克	姜半夏 15 克	醋鳖甲 30 克
大黄 6 克	昆布 30 克	海藻 30 克	阳起石 15 克
三棱 15 克	莪术 15 克	紫石英 15 克	牡蛎 15 克
海螵蛸 20 克	茜草 12 克	当归 18 克	生姜 12 克
大枣 50 克	浙贝母 20 克	威灵仙 20 克	预知子 12 克
炒栀子 12 克	枳壳 30 克。		

有创新思路的资料一两例就值得汇报，不知读者以为然否。

第二十八节　月经不调·齘齿

月经不调，太过多见。我从调气血入手，常用经方四逆散与《妇人大全良方》佛手散合方。2022年7月10日收到微信"王老师你好！我是合阳金水社区的雷女士。你记得不，过年时通过我王叔联系的你（我王叔是金水社区的优秀党员），让正月初六在裕顺东找你呢，给我和孩子都开了方子。

我吃了后好多了。孩子吃了20剂后，这半年来再一直没吃，姨妈就是每月都来，就是来的时间每次能推迟7～10天。孩子当时因为学校开学，吃到20剂时再没吃，但是效果确实好。

之前领孩子在西安中医院、西京医院看了一年多，都是一吃药就来，不吃药就不来。自从吃了你的方子后，这半年来再没吃过其他药，很正常。非常感谢王老师！

王老师，现在就是还有一个问题，急需你的帮助，孩子晚上睡觉老咬牙，有4年左右时间了，就是她上大一时我就偶尔发现她睡着了咬牙，前几天孩子大学毕业我去跟她待了几天，发现孩子还咬牙，醒来问她知道自己咬牙不，她说不知道。想问你看是我领孩子找你去看呢，还是请你抽空给孩子开个方子先吃着？"

查原方：

当归30克	川芎30克	赤芍30克	生地黄50克
柏子仁12克	僵蚕12克	枳实20克	柴胡15克
黄芩12克	姜半夏15克	党参15克	怀牛膝30克

28剂，日1剂，水煎服。

至于磨牙，属于痉病。与瓜蒌桂枝汤，也就是桂枝汤加天花粉。尝云桂枝汤："在外得之，解肌调营卫；在内得之，补虚和阴阳。"

何况桂枝汤与子宫关系密切，《金匮要略·妇人妊娠病脉证并治第二十》第一个方子就是桂枝汤，可以佐证，极其平稳妥当。天花粉滋养筋

经方医话·临证篇

王三虎

肉，解除挛急，龄齿当除。

第二十九节　附件囊肿

中医学面对新的问题，不能停止思考和探索。卵巢囊肿就是发病率很高的疾病，我用过辨证论治，用过专病专方（当归芍药散四妙散合方）。当我从"目如脱状"悟出越婢加半夏汤就是治疗外受风寒、热饮凝聚成窠囊的主方时，为甲状腺囊肿、乳腺囊肿、肝肾囊肿、附件囊肿等就找到了对的经方。理清法明，简练实用，也取得了一些疗效。

49 岁的贾女士，患附件囊肿七八年，曾两次手术切除，但仍复发。2021 年 1 月 11 日渭南市中心医院名中医馆初诊，无证可辨，只能辨病论治了。方用越婢加半夏汤加味：

麻黄 10 克	生姜 15 克	大枣 30 克	石膏 50 克
姜半夏 20 克	苍术 15 克	薏苡仁 30 克	土茯苓 30 克
白术 15 克	三棱 15 克	莪术 15 克	益母草 30 克

28 剂，颗粒剂，水冲服。

3、4 月两次复诊，诉牙痛、口苦，原方随证加味。

6 月 11 日第 4 诊时，盆腔 B 超提示：附件囊肿 6.3cm×3.8cm。舌淡红，苔黄腻，脉滑。患者虽未抱怨，我必改弦易辙。思张仲景《伤寒论》《金匮要略》都提到小柴胡汤治疗热入血室，不厌其烦，念念不忘，说明拿手啊。

卵巢虽在子宫两侧，但还算血室之外围。外邪将入未入之际，正可用小柴胡汤疏理气机，扶正祛邪。但敌势已成，盘根错节，恐单一方药难奏其效。杂合以治，不得已而为之。

方用：

柴胡 12 克	黄芩 10 克	姜半夏 20 克	生姜 15 克
海藻 30 克	薏苡仁 30 克	土茯苓 30 克	地黄 30 克

三棱 15 克	莪术 15 克	益母草 30 克	当归 12 克
牡丹皮 15 克	枳实 20 克	厚朴 20 克	升麻 10 克
瓦楞子 30 克	黄连 5 克	茯苓 30 克	皂角刺 30 克
蒺藜 30 克	王不留行 30 克		

28 剂，颗粒剂，水冲服。

其中，皂角刺、蒺藜披坚执锐，锋利破囊，深入巢穴，此易知也。海藻，《神农本草经》："主瘿瘤气，颈下核，破散结气，痈肿癥瘕坚气，腹中上下鸣，下水十二肿。"

诸语吾已玩味许久，囊肿囊肿，"舍我其谁"？不重用都不行。而王不留行，被我辈忽视久矣。《神农本草经》明言"出刺"，与皂角刺、蒺藜同用，岂非相反相成之妙对？何况明代李中梓"治风毒，通血脉"之说也为我"风邪入里成瘤说"提供了根治之药。10 月再用原方 28 剂。

2021 年 12 月 12 日 B 超复查，双侧附件无异常。患者喜形于色，我也如释重负，快哉，快哉！

第三十节　血精

黄先生，44 岁。2021 年 11 月 1 日微信："王医生您好，我是黄先生，广东江门市人，43 岁，上班一族，这两年我想生二胎，但突然出现血精现象，射精带血，每次行房之后第一次小便尿是红色的，且有血块，左侧睾丸附近隐痛，坐久剧痛，我 2019 年先在江门中心看过泌尿科西医说是附睾炎，吃了半年西药，感觉身体好差好虚，收效甚微。

之后在开平看中医，说肝胆湿热下注，吃了四个月中药，效果一般。2020 下半年再到广州某医院看中医，说精索静脉曲张，吃了半年中药，感觉好了点，没出现血精，但站久坐久后左侧睾丸附睾仍隐隐作痛，小便尿量少，尿分岔。

因广州疫情紧张，2021 年下半年没去复诊吃中药。这个月每星期行房一次，三次都有血精现象。我关注您的公众号有一两年了，觉得您的医治理念与众不同，博采众长，善用古代经方，又不吝将一身绝学倾囊相授于全国有缘中医师，仁心仁术，大医治国，令人敬仰。

我78年属马，妻子84年属鼠，我看书说子午五行天冲地克，适用虎化解，所以一直都关注您的公众号，希望能有一天能找到您看病。

我有以下症状。①每天早上第一次小便很多泡沫。其余也有泡沫，少点。小便不畅，尿道口往后1厘米处有点刺痛，有时洗澡时有尿感，但难排出，排出一两滴时在尿道口处刺痛。②晚上睡觉容易醒，听到父母晚上上厕所或咳嗽声会醒，醒来感觉口干，有时会失眠，若不失眠，一般早上5点左右因憋尿而醒来。③有食欲，一般中午两碗饭，下午一碗饭。但吃后易腹胀。④每天早上7点多有大便，量不多，不大成形，肚脐不能吹冷风，一吹就肚痛，然后得上厕所拉出粥一样大便。此后腰感觉累。⑤有性欲，能举能坚，但不久，一般两分钟以内，近一个月连续三次血精，行房后第一泡尿红色有血块。"

视其舌红苔薄黄，证属湿热下注，下焦气机不畅，血络损伤，日久伤肾。法当以小蓟饮子清利湿热，凉血止血，小柴胡汤疏通下焦，萆牛茯菟汤补中有泻，酌加凉血止血之品。

颗粒剂：

小蓟 30 克	生甘草 12 克	蒲黄 12 克	藕节 18 克
淡竹叶 9 克	滑石 12 克	栀子 12 克	当归 12 克
柴胡 12 克	黄芩 12 克	萆薢 12 克	牛膝 12 克
茯苓 12 克	菟丝子 12 克	生地黄 40 克	土茯苓 30 克
牡丹皮 12 克	槐花炭 30 克	地榆炭 30 克	车前子 20 克

14 剂，每日分两次冲服。嘱饮食清淡。

2021 年 11 月 21 日微信："王医生您好，我吃了两星期的药，现在向您汇报下现在的情况，我一包药分两次服，分别早餐后和午餐后吃，现在感觉每天尿量早上多而清白，下午少且和黄，基本上都和老婆分床睡，前天行房，没见血精，但行房后第一次小便有血块，尿红色，第二次清白。

今天中午睡觉，阴茎曾勃起过，没行房，一小时后起床，小便排出一块如小指头般大的血块。我印象中，去年、今年两年中也有两三次阴茎勃起时间比较长时间后，第一次小便都会有血块排出。

感觉到尿量比较大，尿的颜色呢，相对来说是白色的，早上7点左右会有大便。呈中型香蕉型的，人感觉到好像瘦了很多，但是重量没有变，现在就是还感觉到后腰有点累，主要是后腰两侧。现在每天早上第一次小便便量比较大，有排尽的感觉，但还是有许多泡沫。之前早上排尿尿量少，好像排不尽、排不出的感觉。也很多泡沫。"

原方加贯众30克，百合30克，赤芍30克。30剂。

2022年1月13日微信："吃第二批药期间行房两次，未见血精和血尿。不过射精时尿道口有火辣炽热感觉。我总结了，好像吃了羊肉或鹅肉后，第二天左侧睾丸附近隐痛加大，尿少了。吃药后隐痛消失，平时坐久后左侧睾丸附近也有隐痛感觉，现在的后腰两侧好像没之前那么累。肚子比以前小了，经常放臭屁，人感觉到瘦了。眼睛有点视物重影，有点模糊。后腰八髎穴附近经常感觉到冷。晚上睡觉前感到有口干，早上醒来后有口干感觉。已无血尿血精现象。"效不更方，30剂。

2022年3月13日微信："您好，王医生，现在基本上无血尿血精现象，小便仍有不畅感觉，每次早上小便后还有些排不干净的感觉，排尿时感觉尿里有固态物质，但肉眼看不见有东西，尿有点黄，尿线比较细。现在后腰感觉不累。"效不更方，30剂。

2022年7月8日微信："王医生您好，我想再开药，以前因为有感冒，所以您开药就推迟了吃，最近停药已经有两个星期，我验了血，现在左边的睾丸附近基本上不痛，但是腹中还有一点点重坠的感觉。

两个月来只行了一次房，暂时也没有出现血精的现象，但经常会失眠，易醒，眼睛视物有点模糊，早上起床第一次经常小便都是尿分叉，一部分掉到马桶，一部分跌到脚指头附近。

我大腿的内侧呢，就是长了很多痘痘，外侧就没有什么。耳垂好像出现了一条纹，还有两边耳朵旁边都出现了皱纹。感觉吃上一次的药效果挺好。这两天由于在工作上面干得不是很开心，晚上失眠了，今天感觉到左边胸口有点闷，平时没胸闷这个感觉，但平时一直有鼻半塞的现象。"守方

30 剂。

2022 年 10 月 28 日微信："王医生您好，祝您身体健康，万事如意。吃了您的药后感觉身体越来越好了，谢谢您，我现在坐久或开车坐久，或者性兴奋后，左侧睾丸还是有轻微的坠胀感、轻微的痛感，另外行房射精时感觉到左侧阴茎、左侧阴囊还有点痛涩感，但事后未见有血尿血精现象。

平时会感到阴囊与大腿根部连接处潮湿有汗，用手仔细摸了阴囊，在睾丸附近仍有两粒如黄豆大小的物体，轻按有胀痛感觉。"上方缺菟丝子，代以覆盆子 20 克，改槐花炭为生槐花 30 克，30 剂。

我 1987 年在南京中医学院攻读伤寒专业硕士学位时，就想到全国医院各科名医林立，男性病和肿瘤是新生学科，是经方新用的突破口。便经同学介绍跟随现在已是全国名中医的江苏省中医院男性科徐福生教授上门诊一年多。

徐老师的患者很多，来自周边省市的患者每天五六十名。我记了一本子笔记，最大收获就是他的草牛茯菟汤。但是我不知道用茯苓的意思，徐老师说"消炎"。我说那为什么不大量一些（反正是平淡之物也不会有副作用），他说，不必。这种不卑不亢的作风还是给我有很大影响。日后我也体会到这个方之所以用得广泛且看似平淡，效果确实，治法是补泻兼施，泻中有补。

该患者病程长，问题多，我只能以复杂对复杂。生地黄、土茯苓、牡丹皮、槐花炭、地榆炭还是针对病位在下焦、借鉴槐角丸治疗肠风的思路。我们现在解剖学得不少，往往忽略了整体观念。这么相近的器官，能不互相影响吗。再说张仲景治疗妇科病的白头翁加甘草阿胶汤还是有指导意义的。第二诊欲增强疗效，所加三味药也各有说道。

这几年我越来越觉得《神农本草经》的重要性。40 年前当时的许多大家都提到过要重视四大经典，当然也包括《神农本草经》。理倒是这个理，可惜没有看到他们让我眼前一亮、记在心里的例子，也就漠然置之了。

几十年的爬摸滚打，我才形成了"遇到疑难怎么办，经典著作找答案"的学术路径。这个时候再看《神农本草经》，竟然是那么亲切，果然与众不同。记不起来不要紧，查看手机很容易。好在一头白发，及时查阅推敲，让患者有一种老教授为我费心了的感觉。这要是放在年轻医生的诊室，患者不扭头就走才怪。

贯众，《神农本草经》："主腹中邪热气。"《玉楸药解》："收敛营血，消化瘀蒸，治吐衄崩带。"百合，《神农本草经》："利大小便，补中益气。"赤芍就是《伤寒论》的芍药，《神农本草经》"除血痹……止痛，利小便"。经典高论，历历在目。

第三十一节　暴烦下利

经常有患者反映服中药后腹泻，我的实践证明这是正邪交争、排毒外出的表现。不用说《尚书》"药不瞑眩，厥疾弗瘳"，就是对药物反应的高度肯定，《伤寒论》第278条"虽暴烦下利日十余行，必自止。以脾家实，腐秽当去故也"就是对这种排毒机理的明确阐述。

我经常援引，纾忧解困。但对排泄物的观察描写实在疏漏阙如，今全文发表患者来信，证据谛也。正因为如此，症状消除之快，患者惊喜之情，已非常所能遇到。从另一方面也佐证了自拟"海白冬合汤"可以扩大应用范围。《神农本草经》桔梗"主治胸胁痛如刀刺"言之不虚，这也是我重用桔梗的原因。

这是一位患者的案例："我找王大夫看病，是扁桃体恶性肿瘤手术后5个月，化疗后3个月，放疗后的第二个月。手术和化疗我还是比较顺利地挺了过去，放疗就不同了，我原以为放疗是最轻的，开始做了一两次我觉得没什么，谁知道带给我最大伤害的就是放疗。

脱发脱须，牙龈萎缩，脖颈水肿，口舌溃烂，吞咽困难，稍食酸辣就痛甚难忍，最重要的是破坏了津液分泌功能，没有了津液，时时刻刻都离不开水了，晚上睡觉都能把人干渴醒来，感觉嗓子快黏到一起了，得赶快喝一口水滋润下。到现在吃饭都离不开拌汤，食物在嘴里是干的，没有津液就得依靠拌汤才能咽到肚子里，有时候用水代替拌汤都不成，拌汤在嘴里滑滑

经方医话·临证篇

的，好吞咽，水在嘴里涩涩的，没有拌汤滑利。

其次是味觉的破坏。味蕾烧伤了，破裂了，好长时间都吃不出甜的味道，那甜甜的水果变得酸涩，酸辣苦辛咸甜淡，只能吃咸味和淡味的食物，还只能是半流食。放疗给我带来了太多的伤害，我的血常规报告单上，多次报告都是白细胞低，常觉身体困倦，抵抗力差，免疫功能低下。

放疗一个月后医生要我做复查，结果在 B 超和 CT 报告单上又出现了很多的问题：甲状腺结节、肝肾囊肿、心包积液、肺上叶肺气肿、胸膜局限性增厚，五藏除了脾没问题以外，心、肝、肺、肾、都出现问题了，而且胸以及甲状腺都有问题了。我去找王大夫看病，就是在这种身体出现全面不良症状的时候。

那天王大夫在西安市中医医院坐诊，我提前做好了准备，把问题写在了一张纸上，我知道王大夫门诊量大，又约好时间是上午 11：30 ～ 12：00，这个时候肯定看不完，也没敢多写，写多了他也没时间看啊。简述了四点，其中第三点是当下最痛苦的事情：后背与前胸疼痛，胸憋闷，胸骨间筋肌不适，用手按压稍缓解，前肩疼痛牵引到手小拇指，恰好是手少阴心经的循行路线；后背疼痛也到手小拇指，恰好是手小肠经的路线，并且配了一个疼痛路线经络图。我真的很担心自己是不是得了什么冠心病。

轮到给我看病，已经 12 点多了，王大夫下不了班，后边还有几位患者，王大夫把速度稍微调整了下。见到王大夫，我就把准备好的问题递上去，问要不要看看检查单，听到王大夫说需要看，我又把 CT、B 超检查单递交上去，王大夫看了看报告单问我，"最不舒服的是什么？"我说就是条子上的第三点，因为后背和肩膀疼痛影响了睡觉，翻个身都疼痛，每次翻身疼痛后都要坐起来自己揉摩半天才能缓解。王大夫又摸了我的脉，查看了舌诊，说我痰热兼有阴虚，开方如下：

海浮石 20 克	白英 20 克	麦冬 20 克	百合 30 克
姜半夏 18 克	红参 10 克	炒杏仁 10 克	瓜蒌 20 克
射干 10 克	陈皮 6 克	炙甘草 9 克	猫爪草 15 克
麻黄 10 克	柴胡 12 克	苍术 20 克	桔梗 20 克
炒牛蒡子 20 克			

我是第二天早上开始服药的，药吃下去，上午去了三次厕所，第一次大便比较正常，第二次便溏，第三次果冻便，稀水中带有果冻一样的东西，并且有下坠感，总觉得没有排完，还有些便意，当时真希望再排一次，可惜只排了一次就再也没有了。

我是一个中药师，往往客户给我打来电话，说药物服用后拉肚子，当我分析处方本身没有问题时，会告诉他们那就是排毒，是好事，不用担心。果不然，一场果冻便后，当晚病去八九，那种胸背疼放射到胳膊和小拇指的现象缓解了很多，那天晚上没有起来自己给自己按摩揉搓，夜里睡眠质量很好。

感觉从第二天晚上开始，除了左胳膊因为插过 Plcc 后，留下点后遗症，抬举不高、不适外，胸闷没有了，胸骨间筋肌不适没有了，肩背疼痛放射到手小拇指的情况也没有了，我甚是高兴。这真是一剂知，二剂已。王大夫不愧是经方大师！"

第三十二节　奔豚气

奔豚气是《金匮要略》中最早提出辨病论治、方证对应的疑难病之一，也是《金匮要略》内容最少的章节。仅两论三方而已。从书中第七章《肺痿肺痈咳嗽上气病》、第九章《胸痹心痛短气病》来看，夹在中间的第八章《奔豚气病》就有点意思了。这三章，都是病在胸中，不过，前者和后者都有实邪，中间的奔豚气只有正气的散乱而无邪气。对比之意自在不言中。

这三章的开始都是引用老师的话，说明张仲景内心明白，伤寒病确有独创，且一气呵成，首尾呼应。杂病，尤其是危重如肺痿（肺癌），疑难如奔豚气，重大如心痛（冠心病心绞痛），这些无论在理论阐发还是临证辨治，都有许多不够明晰之处，自己在伤寒方面算是权威，在这些病面前还是缺乏说服力。

老师就是老师，肺痿的病因一讲就是好几个，胸痹心痛首先标榜诊脉

心得。奔豚气呢，病因是惊，惊则气乱，首先导致的是心气散乱。主不明则
觊觎君主之位者众。群魔乱舞，犯上作乱。所以，寒热并见互不相容者有
之，奔豚汤证是也；君主衰微寒气上冲者有之，桂枝加桂汤是证也；阴霾弥
漫，浊浪滔天者有之，茯苓桂枝甘草大枣汤证是也。

历史的局限性，也包括了仲景师徒。奔豚气很多见，奔豚气很难看。
这从单独成章，宁缺毋滥，老师打前阵，作者写体会的无字处，我们看出有
字。他们知道这个病很常见，很重要。举一反三，有待开发。人的心，似海
深。羡慕嫉妒恨，怨嗔急躁烦，世上诸多事，庖公解牛难。心气若散乱，逆
气必上窜。这一类心理疾病，光用这几个方子有效有不效，需要探讨的地方
很多。

我在临床，少数用原方，多取其意而不泥其方。2022年4月5日42岁
的女网络弟子微信："师父您好，要求助您一事。最近半个月，我身体里有
一股气从心胸往头面部冲上去，每天很多次，每次几秒钟，冲上头时心跳
加快，其他的没什么不舒服，去医院检查血压，心电图，抽血检查心肌酶，
心肌钙，全都正常，不知道怎么办了，麻烦你给些意见，您开的中药一直
在吃。"

即复：

柴胡 12 克	黄芩 12 克	姜半夏 25 克	党参 15 克
生白术 50 克	白芍 30 克	瓜蒌 30 克	枳实 30 克
厚朴 20 克	栀子 15 克	山楂 10 克	神曲 10 克
麦芽 10 克	鸡内金 20 克	金钱草 3 克	茯苓 25 克
葛根 15 克	骨碎补 30 克	桂枝 20 克	牛膝 15 克
龙骨 15 克	煅牡蛎 15 克	珍珠母 30 克	

开方后又收到微信补充："这两天头有点重，其他的没什么。""今天下
午身体气冲上头次数越来越多了，好频繁，冲上头整个头面部像要爆炸了，
头重脚轻。"当晚有微信反馈："师父，你太神了，昨天跑了几个药店凑齐
药，立马煮来喝，当晚气冲上头就缓解很多，今天的次数也是减少三四次。
痛苦了半个多月大大缓解，感谢师父赐方。"

一周后有反馈："师父您好，收到颗粒剂服用两天，气就不冲上头面部了，感谢师父的神方，帮我缓解太多了，现在是到下午后就感觉胸闷气短，心跳时快时慢，夜晚这种症状更重。您看是继续吃完颗粒剂吗？还需要怎么做吗？辛苦师父有空回复。"回曰：继续颗粒剂原方。

2022年4月17日收到微信："师父您好，这次真心感谢你，帮我度过一劫了，才喝了两天药，气冲上头就消除了，简直药到病除，用药如神。对您顶礼膜拜！"

我其实是用奔豚汤、柴胡加龙骨牡蛎汤、苓桂术甘汤加味。仲景的奔豚汤中李根白皮不好找，柴胡可代之。奔豚汤证条文中"往来寒热"于柴胡加龙骨牡蛎汤证条文中"胸满烦惊"可资依据。重用桂枝，酌加龙骨、牡蛎、珍珠母、枳实、厚朴、栀子、神曲、麦芽，这些都是理气解郁之良品。若读者笑我广络原野，请复习伟人说过的话："胜利者是不受谴责的。"

第三十三节　狐惑阴阳毒

对于百合狐惑阴阳毒与肿瘤的关系，我已经多有言论，不仅这三个病各自与肿瘤相关，而且往往同时并见。这不，2021年8月31日我收到四川广元患者微信："王教授您好，这是上次您说把我的治疗过程写一下。请您接收。感恩王教授仁心仁术！"看来我是个当领导的料，连患者的写作积极性都调动起来了。还是原文照录，原汁原味好。

诸君请看：患者基本信息：女，40岁。病史：因同房出血到医院就诊。2017年10月11日确诊为"慢性宫颈及宫颈内膜炎；CIN Ⅱ及CIN Ⅲ并累腺；另见宫颈内膜息肉"。当时被建议入院切除宫颈，子宫到时看情况，尽量保留。患者希望保守治疗，未接受手术。2018年5月开始，月经每月时长为10～20天；2021年5月5日，距上次月经结束后第5天突然又出血，出血之前患者有3天比较强的体力劳动。

2021年5月8日赶紧到西安找到我治疗。诊断书如下：月经不调3年，淋沥不断，经后复来；HPV（＋）4年，体力劳动则经血来潮，量不大，色偏暗黑。患者低血压、低血糖。睡眠梦多，白带经前后多。食水果胃不适，胃胀。左半边脸痛及龈。舌苔薄黄，脉滑。

诊断：狐惑阴阳毒。

选方：甘草泻心汤、赤小豆当归散、升麻鳖甲汤、海茜汤、四妙散。

处方：

甘草 12 克	黄连 10 克	黄芩 12 克	党参 12 克
干姜 10 克	大枣 30 克	姜半夏 15 克	赤小豆 30 克
当归 12 克	土茯苓 30 克	升麻 30 克	鳖甲 15 克
花椒 5 克	海螵蛸 30 克	茜草 10 克	苍术 12 克
怀牛膝 10 克	薏苡仁 30 克	黄柏 12 克	苦参 15 克

30 剂，水煎服，日 1 剂。

患者自述：服药第二剂出血便减少，后不再出血；5 月 18 日与上个月（4 月 19 日）出血相同的时间又来血，但不正常出血量比 4 月少。6 月 9 日因同房出血，但整月出血量很少，中间有些天甚至没有出血；7 月整月恢复正常，不再有不正常出血，按时来月经。7 月 4 日，复诊，服药 30 剂，6 月 9 日（经后 10 天）不正常，但量非常小，颜色偏黑偏暗，可忽略不计。经前一周干净清爽。胃胀，不能食太晚，否则影响睡眠，舌红苔厚，脉滑。经无痛。

选方：甘草泻心汤、赤小豆当归散、海茜汤、四妙散。药方：麸炒苍术、川牛膝、海螵蛸、当归、赤小豆、薏苡仁、黄连片、黄芩片、党参、大枣、干姜、黄柏、甘草、茜草、姜半夏。共 30 剂。患者自述：服药后，7 月份月经恢复正常，无不正常出血，往月因同房会不正常出血的现象好转。

第三十四节　肾功能不全

中医是个大内科。肾功能不全、肾功能衰竭这样的病，严重了非透析不可。但轻度的，有残余肾功能的，中医中药还是能给予积极有效的治疗。

多年来，我用柴苓汤为主方。小柴胡汤是少阳病的主方，而少阳就包括了手少阳三焦经。上中下三焦主全身水道之通畅，肾功能不全乃至衰竭必然是三焦通调水道的功能失职。

张仲景习惯是"出方剂不言药性"，也不大说方药机制。很有意思的是，《伤寒论》第230条就和肾功能不全、衰竭"方证相符"，而且张仲景破例讲了他的看家本领——屡用不爽的小柴胡汤应用乃至机制和预后——"阳明病，胁下硬满，不大便而呕，舌上白胎者，可与小柴胡汤。上焦得通，津液得下，胃气因和，身濈然汗出而解"。

所以我将小柴胡汤作为疏利三焦水道的主方，配合五苓散化气行水。再加黄芪、当归益气养血，泽兰、益母草活血利水。病重且泛恶，呕吐者，是升降严重失常，常再加苏叶黄连汤升清降浊，对于肾功能不全或者肾功能衰竭常有一定效果。

2021年2月25日瑞士弟子张松在"王三虎瑞士讲课报名微信群"转发患者哥哥短信："张松好！清丰运阁我妹，蛋白尿150多（单位：mg/24h），比以前3000多，好多了！吃了王大夫一百多剂药！"并说明："这是一个肾功能不全的患者，几乎要靠透析了，服用王老师中药一百多剂，目前蛋白基本正常了。"并附了处方和5张化验单照片。24小时尿蛋白由2020年5月29日436.17mg（参考范围28mg～141mg）渐次降到2021年2月1日156.50mg。几乎接近正常范围。

查处方：2019年12月3日，李某，女，64岁，"尿蛋白"。

柴胡12克	黄芩12克	姜半夏12克	党参12克
生姜12克	大枣30克	炙甘草6克	桂枝12克
白术12克	茯苓15克	猪苓15克	泽泻15克
黄芪30克	当归12克	泽兰15克	益母草30克
百合50克	麦冬30克	天花粉30克	山药15克

7剂，水煎服，日1剂。

值得一提的是，后四味药是我60岁以后的经验。阅历使我逐步明白久病病因病机的复杂性。人体60%是水分，津液敷布失常是许多疾病的共同病机。

水饮泛滥往往和某些地方阴液亏虚同时出现。水肿，小便不利，在久病的情况下，利水必须同时养阴。好在《备急千金要方》治疗"洪水"方仅用一味麦门冬，《神农本草经》百合"补中益气，利大小便"，《伤寒论》柴胡桂枝干姜汤，《金匮要略》瓜蒌瞿麦丸都有天花粉养阴利水，肾气丸山药也具有养阴利水的双重功效。

这些，我已经是念念不忘了，所以用起来就自然而然、得心应手了。

第三十五节　肾虚

肾虚为中医特有名词，房劳伤肾为中医特别强调的病因。但是，我临证近四十年，真正因性生活过度造成的阳痿等肾虚诸疾少之又少，而精神压力过大或者用脑过度等非性交因素则比比皆是。

再者，不能不对肾虚的病因再作思考。《内经》明言"恐伤肾"，恐，精神压力过大、经济窘迫、工作无着、囊中空虚等常常是是"恐"的内涵和扩展。不是有一句相反的话叫"有恃无恐"吗。

王肯堂在《杂病证治准绳·水肿》中对肾虚的形成有精到论述，谓："肾气之劳，不止房事一端而已，如夜行劳甚，渡水跌仆，持重远行，极怒惊恐之类。"

以传统认为肾虚最常见的疾病不孕症为例，根据一项名为《国家家庭计划》的国外研究机构调查显示：如今，全球有10%的家庭有不孕问题。有国外专家甚至将这一现象称为"不孕潮"。

据埃菲社的报道称："近年来，中国国民的生育能力不断下降，不孕不育的比例已与西方接近。"

在生殖健康专家王一飞看来，事业对女性的压力是造成不孕不育的重要原因："大城市的女性不孕的同比增长率已经高于全球平均水平。其中不孕女性不少都是高学历、高收入的知识女性。"

北京大学第一医院生殖中心主任左文莉的一项临床研究也显示，随着现代生活方式的改变，普遍的晚婚晚育现象、不良的现代生活方式（如过度节食减肥、吸烟饮酒、熬夜）、巨大的工作精神压力，是造成不孕不育率迅速上升的主因。

这也给笔者的思考提供了一些另外角度的依据。

《四川中医》编辑部邬宏嘉医师在微信中谈了他对肾虚的认识："王老师对于肾虚的形成从恐伤肾的解释对我很有启发。对于肾虚的形成，我也有一些认识，想请你指教。《内经》谓'肾者主水，受五脏六腑之精而藏之，故五藏盛乃能泻'。肾主水，主藏精，但其所藏之精并非单指肾精而言，乃指藏五脏之精。

在《内经》的理论中，五脏皆有各自的精。五脏盛，精气有余则多余的精气达归于肾，藏于肾中以为肾精，如果五脏有病，则五脏精气受损，如果疾病长期不得好转，精气不充就会导致没有多余的精气归于肾中，从而导致肾虚的出现，这也许就是张景岳所说的'五脏之伤，穷必及肾'观点的来源。

也正因为肾中藏有五脏之精气，所以很多疾病在久治不愈的情况下适当补肾也可以收到一定疗效的原因所在。"我以之为然。

当年我治疗阳痿用清热利湿法，发表过《阳痿从湿热论治四法》的文章，也即平胃散、三仁汤、四妙散、龙胆泻肝汤，既有叶天士"通阳不在温，而在利小便"之意，也有调节三焦五脏功能的意思。

第三十六节　矢气排风

风为百病之长，是中医名言。我的"风邪入里成瘤说"提出几年来，越来越觉得古代圣贤的远见卓识，提纲挈领，也充分认识这个来无踪去无影的风邪致病的广泛性、多样性，用于多种肿瘤的治疗，常有古人之说"不我欺也"的感叹。

我也逐步发现服用祛风药后的一些反应。如本来不痒，服药反痒，本来痒轻，服药反重。好在仲景教我"痒为泄风"，临床对答，有根有据，不破不立，不战不平。药到病所，正邪交争，虽有反应，邪去正复则安。证之临床，确实如此。但经常有人说服药后放屁多，则无以为对，不了了之。

2020年10月19日的患者微信，使我明白了矢气就是排风的道理。陈修园在"人百病，首中风"条下说："古医云：中脏多滞九窍。"邪气从哪里来就会从哪里去。后窍就是排风的途径可以想见。今有患者家属的详细文字可证矣。

2020年9月19日，"王教授您好！我母亲陈女士，62岁，年轻的时候曾经被大风吹，当时嘴巴有一点点歪，此后时常有眼眶和鼻梁的轻微疼痛，平素身体健康，体检无异常，干农活也没问题。

近半年眼睛视力模糊，近距离可以看清楚字体，远距离看不清楚别人的脸部。

今年7月无诱因出现蹲厕所后膝盖疼痛难受，需扶着凳子缓慢起来，平时干活不痛，只有蹲厕所大便的时候才疼痛，起来后疼痛会慢慢消失，8月2日请您开了中药调理20天，吃药3天，双下肢就活动自如了。

8月27日再次请您开了20天的中药调理，本次吃中药后眼眶和鼻梁的疼痛频率好像改善了一点，舌头好像不怎么歪了，视力模糊没怎么改善。本次吃中药放屁比较多，其他没什么不好，目前中药已经吃完了，想麻烦您帮忙开中药再调理一下，谢谢您！目前睡眠、食欲、大小便均正常。"

查2020年8月27日方：

当归15克	熟地黄30克	生地黄30克	山茱萸15克
山药15克	牡丹皮12克	茯苓12克	泽泻12克
五味子12克	生甘草12克	陈皮12克	柴胡6克
防风12克	木贼12克	菊花20克	枸杞子12克
密蒙花12克	炒决明子12克	伸筋草30克	全蝎6克
白芍20克			

20剂，水煎服，日1剂。

2020年9月19其复诊，加茺蔚子15克，青葙子12克，炒蒺藜12克。

值得自豪的是，他的父亲和弟弟都是通过网诊多次获得良好效果。有的人可能指责我没号脉，我想，看病看病，我通过视频或照片看了，也详细问诊了，虽不能尽愈诸病，思过半矣。

这些都通过跟诊弟子张晓写成日记，以后会在《中医抗癌进行时——随王三虎教授临证日记5》与大家见面。这里就不赘述了。

第三十七节　痈疽将息法

读《刘涓子治痈疽神仙遗论·将息法》，面面俱到，颇有新意，以为可作肿瘤患者术后或带瘤生存者日常生活的参考，摘录如下：

凡人患痈疽发背至危甚者，因出脓毒气多虚，易于惊悸，须于清静室中将息调理，不得涉家务事，不得喧闹。凡瓷器铜铁之声，驴鸣马嘶。猫犬叫吠等项，皆须防之。或有婢妾之人，概不得令近。

一切喜庆事可令知之，其有不称意及恶闻之事，不得与闻，恐动气有碍也。眠坐处常令软物铺衬。食物不得半生半冷，常食和淡，不得酸咸。

如夏月，切忌当风处坐卧。衣物有脓血不净者，常令打洗，不可令闻臭秽气。早晨洗涤手面，夜以温汤濯足。

慎劳力、叫唤、嗔怒及久行、久坐、多言语。倘沐浴，宜急合疮口，伤之恐难收口，并有胬肉难平。

一切毒物发气者，不得用薰香。须候气血完全，饮食有味，腰膝筋脉壮健有力，方可放心。其房室嗜欲，切勿纵恣，自误非细。

第三十八节　脂肪瘤

脂肪瘤应该是我治疗最早而且效果明显的"肿瘤"了。大约是1992年前后，第四军医大学政教室的一个老师，全身多发脂肪瘤，大如核桃，小如花生，大大小小百余枚。

我用白芥子去皮里膜外之痰，为主药，加僵蚕、半夏、陈皮等，大约吃了50余剂，十去七八。由于他煮药时看到僵蚕的尸体，从此表示不再吃这中药。这也为我以后喜欢中药颗粒剂奠定了基础。《孟子》："君子远庖厨。"眼不见心不烦嘛。

从此以后习以为常，治疗脂肪瘤多多，除过我的学生在《中医抗癌进行时——随王三虎教授临证日记》一书中记载过有效病例外，我虽然还有小柴胡汤治疗脂肪瘤这个半表半里疾病的新经验，也未再写成文字。大有"曾经沧海难为水，除却巫山不是云"的意味。

2021年1月14日我在"王三虎"公众号上发表医话《谈百合病和痰饮病》一文后，浙江义乌弟子姚金仙在留言中有一段话，让我眼前一亮："记得一个人小腿上有一个皮下脂肪瘤，医院要求做小手术，这女孩哭着来跟我说，姐姐，怎么办？没时间去医院而且害怕住院。我说先问问王教授，看他怎么说。

王教授回复'可以吃中药'。我也半信半疑，把具体情况分好几段才给王教授说完，想到又说当时补充了好几句。王教授随即开药30剂。我跟她说先好好吃完再看情况，她说，如果30剂吃完会好那也无所谓了，苦就苦一点。结果10天吃完，小腿皮下脂肪瘤就不见了！这个医生真的是神枪手，佩服王教授，感恩！"

我即刻要回当时的处方：杨女士，34岁，脂肪瘤。

白芥子 30 克	苏子 30 克	莱菔子 30 克	僵蚕 12 克
姜半夏 30 克	柴胡 15 克	黄芩 12 克	瓜蒌 30 克
胆南星 12 克	浙贝母 12 克	连翘 15 克	王不留行 15 克
蜈蚣 2 条	生地黄 30 克		

30剂，水煎服，日1剂。

方中胆南星、浙贝母、瓜蒌等化痰，蜈蚣、王不留行通络外，生地黄之用算是比较另类。一方面，现在阅历多了，看问题复杂了，脂肪瘤光是痰吗？舌红、血热煎熬津液视而不见行吗？一方面《神农本草经》地黄"逐血痹"，也和我们以往教材的知识大相径庭，此时不用更待何时。

这几年，我的口头禅是：遇到疑难怎么办，经典著作找答案。除过《伤寒论》《金匮要略》，《神农本草经》就是尚未开垦的富金矿，先占先得，谁奈我何！